Rodrigo Martinez Monedero

Células madre en el oído interno

Rodrigo Martinez Monedero

Células madre en el oído interno

Transplante celular en el órgano de Corti

PUBLICIA

Impressum / Aviso legal
Bibliografische Information der Deutschen Nationalbibliothek: Die Deutsche Nationalbibliothek verzeichnet diese Publikation in der Deutschen Nationalbibliografie; detaillierte bibliografische Daten sind im Internet über http://dnb.d-nb.de abrufbar.

Información bibliográfica de la Deutsche Nationalbibliothek: La Deutsche Nationalbibliothek clasifica esta publicación en la Deutsche Nationalbibliografie; los datos bibliográficos detallados están disponibles en internet en http://dnb.d-nb.de.

Coverbild / Imagen de portada: www.ingimage.com

Verlag / Editorial:
PUBLICIA
ist ein Imprint der / es una marca de
OmniScriptum GmbH & Co. KG
Bahnhofstraße 28, 66111 Saarbrücken, Deutschland / Alemania
Email / Correo Electrónico: info@omniscriptum.com

Herstellung: siehe letzte Seite /
Publicado en: consulte la última página
ISBN: 978-3-639-55823-4

Zugl. / Aprobado por: Madrid, Universidad Autonoma de Madrid. Tesis

"Células madre en el oído interno; Trasplante celular en el órgano de Corti"

Rodrigo Martínez Monedero

A mi familia

AGRADECIMIENTOS

Quisiera reconocer la ayuda que me ofrecieron:

Los directores de tesis

El Departamento de Otorrinolaringología del Hospital Clínico Universitario de Valladolid

El Department of Otolaryngology, Eaton Peabody Laboratory del Massachusetts Eye and Ear Infirmary de la Universidad de Harvard en Boston

El Glowatzki Laboratory del Johns Hopkins School of Medicine en Baltimore

El Departamento de Otorrinolaringología del Hospital Universitario Puerta de Hierro de la Universidad Autónoma de Madrid

Gracias al esfuerzo de todos ellos este trabajo ha sido posible.

Este trabajo fue defendido como tesis doctoral el 10 de Abril del 2008 en la Universidad Autonoma de Madrid siendo dirigido por los profesores Dr. Rafael Ramirez Camacho y el Dr. Jose Ramon Garcia Berrocal.

INDICE

INTRODUCCION.

1-22

1. Oído interno e hipoacusia.........3

2. Epidemiología de la hipoacusia.........4

3. Hipoacusia neurosensorial. Clasificación.........5-8

4. Neuronas espiroganglionares o auditivas.

- 4. 1. Características.........8-9
- 4. 2. Importancia de las neuronas auditivas en la función coclear.........10
- 4. 3. Irreversibilidad de la pérdida neuronal.........11-12

5. Regeneración celular en el oído interno.........13-15

6. Células madre en el oído interno.

- 6. 1. Embriología del oído interno.........15-16
- 6. 2. Estado actual del conocimiento sobre las células madre del oído interno.........16-18
- 6. 3. Estudio de la diferenciación de las células madre del oído interno.........18-20

7. Posibilidad del trasplante neuronal en el órgano de Corti.........20

OBJETIVOS

23-26

MATERIAL Y METODOS

27-60

1. Denervación de un explante del órgano de Corti. 33-36

    1.1. Cultivo in vitro del órgano de Corti.........33

1.2. Tratamiento del explante del órgano de Corti con ß-bungarotoxina......34
1.2.1. Unión de la ß-bungarotoxina a las células del órgano de Corti......35
1.2.2. Estudio de la muerte celular por apoptosis (TUNEL) en explantes de órgano de Corti......35-36
2. Obtención y caracterización de células madre del oído interno de mamíferos tras el nacimiento. 37-48
2.1. Estudio de la proliferación celular de las células madre......40-41
2.2. Estudio de la diferenciación celular de las células madre......42-45
2.3. Estudio de la funcionalidad de las neuronas obtenidas de la diferenciación de las células madre mediante electrofisiología......45-48
3. Trasplante celular en el explante del órgano de Corti denervado tras la neurotoxina 48-52
3.1. Trasplante de neuronas auditivas......48-50
3.2. Trasplante de células madre del oído interno......51-52
4.Inmunohistoquímica......52-57
5. Aislamiento del ARN y PCR con transcriptasa inversa. 58-59

RESULTADOS

61-92
1. Denervación de un explante del órgano de Corti. 61-66
1.1. Especificidad de la unión de la ß-bungarotoxina a las neuronas auditivas......66-67
1.2. Apoptosis en las neuronas auditivas tras el tratamiento con ß-bungarotoxina......67-68

2. Obtención y caracterización de células madre del oído interno de mamíferos tras el nacimiento. 69-85

2.1. Estudio de la proliferación celular de las células madre.....69-72

2.1.1. Formación de esferas en diferentes áreas del oído interno.

2.2. Estudio de la diferenciación celular de las células madre.....72-80

2.2.1. Diferenciación en neuronas, células gliales y células ciliadas.

2.2.2. La diferenciación de las células madre comparte el programa neurogénico de los progenitores neuronales in vivo.

2.3. Estudio de la funcionalidad de las neuronas obtenidas de la diferenciación de las células madre.....81-85

3. Trasplante celular en el explante del órgano de Corti denervado tras la neurotoxina. 85-93

3.1. Trasplante de neuronas auditivas.....85-89

3.2. Trasplante de células madre del oído interno.....90-91

DISCUSION

93-126

1. Evolución histórica de la corrección de la hipoacusia neurosensorial.....95

2. Estado actual de la corrección de la hipoacusia neurosensorial.....97

3. Importancia de la población neuronal en el nervio auditivo.....98-99

4. Terapia celular……………………………………………………………….. 100-102
5. Denervación de un explante del órgano de Corti. …………………………………………………………………………………….102-106
6. Obtención y caracterización de células madre del oído interno de mamíferos tras el nacimiento. …………………………………………………………………………………….107-121
6.1 Registro electrofisiológico de las neuronas diferenciadas de las células madre utriculares118-120
7. Trasplante celular en el explante del órgano de Corti denervado tras la neurotoxina…………………………………..……120-125
7.1. Trasplante de neuronas auditivas…….………….120-123
3.1.1. Establecimiento de la polaridad neuronal.
7.2. Trasplante de células madre del oído interno……………………………………………………………………..124-125

CONCLUSIONES

127-130

BIBLIOGRAFIA

131-146

INTRODUCCIÓN

2 Células madre en el oído interno; Trasplante celular en el órgano de Corti.

1. Oído interno e hipoacusia.

El oído interno es un órgano con una función especializada en transformar la señal acústica en una señal eléctrica. La señal acústica varía enormemente en amplitud y frecuencia y el órgano de Corti debe ser capaz de captar cada señal con sus diferentes características para ser enviada al sistema nervioso central. La percepción de los sonidos mantiene al sujeto en relación activa con el exterior, permitiendo la comunicación y mejorando nuestro aprendizaje.

En el ser humano, la pérdida de la audición conlleva alteraciones en el patrón de conducta, aislamiento social y agonía personal (1). Ejemplos llamativos de las consecuencias de la pérdida de la función auditiva se encuentran en las biografías de personajes célebres como L. V. Beethoven o F. Goya (Fig. 1). En ellas se describe el cambio de la expresión artística, la lucha interna y el aislamiento que sufrieron sus vidas debido a la pérdida progresiva de la audición como se describe en una carta personal de Beethoven a sus hermanos (2, 3, 4).

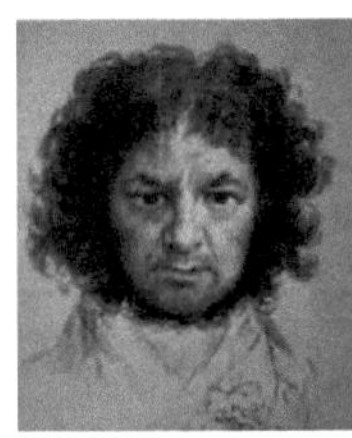

Figura 1. *Izquierda, autoretrato de F Goya, 1800, Museo Metropolitano de Nueva York. Derecha, dibujo dc L. V. Beethoven realizado por Carl Jaeger 1880, The library of Congress.*

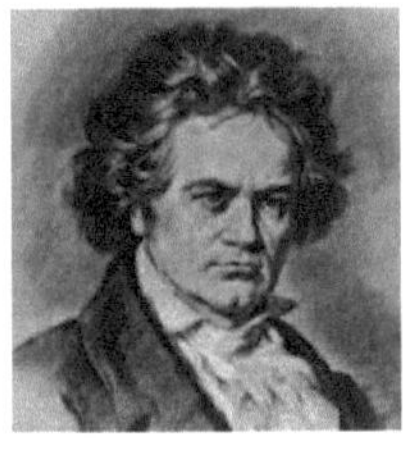

2. Epidemiología de la hipoacusia.

La pérdida de audición es una de las enfermedades y una de las discapacidades mas frecuentes. Debido a su inicio insidioso y progresivo, la determinación de la prevalencia de la pérdida auditiva es un valor aproximado. Para individuos mayores de 65 años es el tercer problema de salud más frecuente (30%), únicamente por detrás de la artritis (47%) y de la hipertensión (39%). Debido al aumento de la esperanza de vida en los países en vías de desarrollo, la incidencia de esta enfermedad está en aumento.

Según el Instituto Nacional de Estadística (INE) en España, en 1999, existían unas 700.000 personas con algún grado de deficiencia auditiva, con una tasa de 31,07 personas por cada 1000 habitantes en edades comprendidas entre los 6 y 80 años. La tasa de personas con hipoacusia se incrementa gradualmente en las poblaciones de más edad (Fig. 2). La incidencia de hipoacusia severa en el recién nacido es de 1 por cada 1000, cifra que aumenta considerablemente cuando se trata de niños con factores de riesgo de hipoacusia.

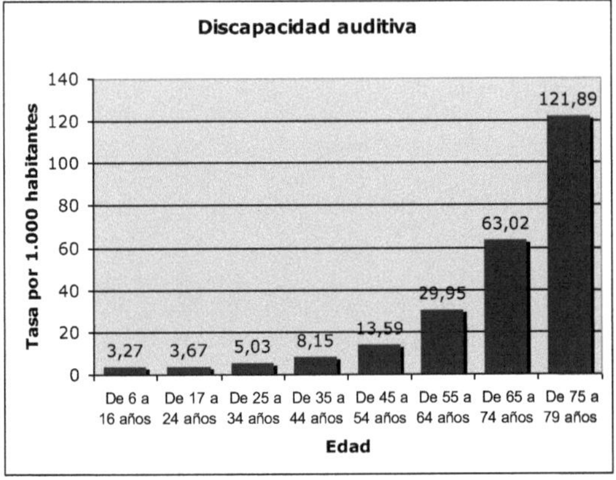

Figura 2. *Diagrama de barras de las tasas de personas con discapacidad auditiva por 1.000 habitantes en grupos de edad según el Instituto Nacional de Estadística en 1999 en España.*

3. Hipoacusia neurosensorial. Clasificación.

La hipoacusia neurosensorial se refiere a dos entidades relacionadas:

- Hipoacusia sensorial, donde predomina una desaparición de las células cocleares.
- Hipoacusia neuronal, donde las neuronas auditivas son las más afectadas.

La hipoacusia neurosensorial no es una entidad única y puede deberse a factores múltiples. Una historia familiar, la exposición a sonidos intensos en ambientes de trabajo u ocio, el alcohol, tabaco, traumatismos craneales, infecciones, enfermedades cardiovasculares y trastornos inmunológicos se asocian a la instauración temprana de la pérdida auditiva. El uso de medicamentos también puede acelerar los cambios degenerativos en el oído interno.

Otras causas de sordera neurosensorial incluyen las patologías específicas del oído como la otoesclerosis coclear, el schwannoma vestibular, la enfermedad de Menière's (pérdida auditiva, tinnitus, sensación de plenitud ótica y crisis de vértigo) y la medicación ototóxica (aspirina, aminoglucósidos o el cisplatino entre otros) (Tabla I).

- Antibióticos

  Aminoglucósidos (Gentamicina, estreptomicina, neomicina, tobramicina...).

  Macrólidos (Claritromicina, eritromicina, azitromicina).
- Diuréticos del asa (Furosemida, ácido etacrínico...).
- Salicilatos (Ácido acetilsalicílico).
- Quinina
- Antineoplásicos

  Componentes platinados (cisplatino, carboplatino). Difluorometilornitina.

Tabla I. *Medicamentos con potencial ototóxico.*

Típicamente, si no hay una causa identificable en la historia clínica de un paciente de edad adulta con hipoacusia neurosensorial se le diagnostica de presbiacusia o pérdida de audición relacionada con la edad. Schuknecht HF y Gacek MR clasificaron en el año 1993 la presbiacusia en diferentes tipos basándose en las características histopatológicas ocurridas en la cóclea (5, 6). Así se clasificaron cuatro tipos: neural, sensorial, estrial y conductiva coclear (Fig. 3). También es posible observar formas mixtas e indeterminadas.

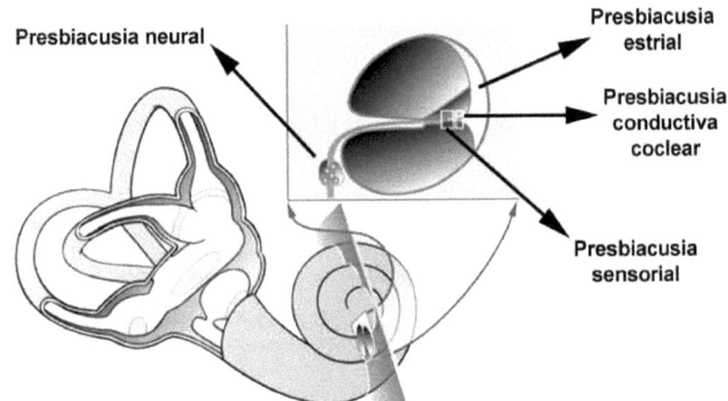

Figura 3. *Localización coclear de la lesión en los diferentes tipos de presbiacusia según la clasificación histopatológica de Schuknecht y Gacek. Adaptación de Senn P y Heller S, HNO 2008; 56: 21-2.*

Presbiacusia neural. Histológicamente se produce una pérdida difusa de las neuronas auditivas, principalmente en la base coclear. La pérdida auditiva es variable con una mayor tendencia a afectar las frecuencias altas. Los síntomas ocurren en edades mayores cuando la falta neuronal impide un correcto procesamiento del sonido. Los pacientes, a pesar de mantener unos niveles aceptables en el umbral de percepción en la audiometría tonal liminar, presentan una afectación progresiva en los porcentajes de discriminación verbal. Además pueden ocurrir otros signos o síntomas a nivel del sistema nervioso central tales como disminución de la capacidad cognitiva, temblores o incoordinación.

Actualmente no existe un modelo experimental in Vitro de hipoacusia neuronal. Nuestros experimentos se centran principalmente en este tipo de patología.

Presbiacusia sensorial. Se produce una pérdida de las células ciliadas cocleares en la base de la cóclea. Clínicamente se diagnostica por una caída neurosensorial de forma gradual en el umbral auditivo en las frecuencias agudas (2kHz-8kHz) y, normalmente, simétrica. El órgano de Corti, el cual contiene los receptores auditivos (células ciliadas), aparece atrofiado en las muestras histopatológicas. Los efectos de un trauma acústico crónico también se presentan con estas características.

Presbiacusia estrial. Se produce una pérdida de células en la estría vascular en las porciones media y apical de la cóclea. Como consecuencia se genera una alteración en el equilibrio electroquímico de la endolinfa con una pérdida del potencial eléctrico positivo del líquido endolinfático. Clínicamente se manifiesta como una hipoacusia neurosensorial con una disminución en el umbral auditivo, similar en todas las frecuencias. La discriminación verbal está generalmente conservada. Parece existir una predisposición familiar.

Presbiacusia conductiva coclear. Se le considera un diagnóstico de exclusión histopatológico. La apariencia del órgano de Corti es normal. El engrosamiento o la pérdida de flexibilidad de la membrana basilar pueden contribuir a este tipo de presbiacusia. La pérdida auditiva en la audiometría tonal muestra una caída del umbral auditivo gradual con una afectación mayor en las frecuencias agudas, iniciándose la hipoacusia en edades adultas. La pérdida es progresiva y la discriminación verbal empeora cuanto mayor sea la caída en las frecuencias agudas.

Presbiacusia mixta. La mayoría de las presbiacusias muestran patrones histopatológicos y clínicos de más de un tipo. De esta manera, una combinación de una presbiacusia estrial y neural produce una hipoacusia neurosensorial con un umbral auditivo plano en la audiometría tonal acompañada de una mala discriminación verbal.

4. Neuronas espiroganglionares o auditivas.

4.1 Características.

Durante el desarrollo, las neuronas bipolares del ganglio espiral de la cóclea conectan con el núcleo coclear en el sistema nervioso central y con las células ciliadas del órgano de Corti a través de prolongaciones centrales y periféricas respectivamente que salen del cuerpo neuronal que forma el ganglio espiral (Fig. 4). El ganglio espiral está formado por el perikarion de las neuronas auditivas, cuyas prolongaciones están situadas a ambos lados del cuerpo neuronal, como se describió hace más de cien años (7, 8).

Existen dos tipos de neuronas espiroganglionares que inervan el epitelio sensorial coclear:

Las neuronas auditivas tipo I realizan sinapsis únicas con las células ciliadas internas a través de prolongaciones sin ramificaciones. Son de mayor tamaño que las neuronas tipo II, bipolares y con los axones mielinizados. Representan el 90-95% de las neuronas del ganglio espiral.

Las neuronas auditivas tipo II realizan sinapsis múltiples con varias células ciliadas externas a través de prolongaciones con ramificaciones. Son menores en tamaño que las neuronas tipo I y con menos ribosomas (sustancia de Nissl). Son pseudomonopolares y con axones no mielinizados. Estas características sugieren que su función sea la monitorización eléctrica de las células ciliadas internas. Representan el 5-10% de las neuronas del ganglio espiral.

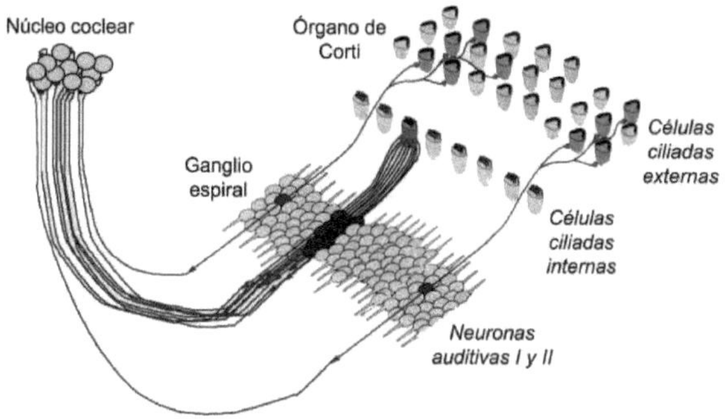

Figura 4. *Neuronas auditivas en el ganglio espiral y sus prolongaciones centrales hacia el núcleo coclear y prolongaciones periféricas hacia las células ciliadas del órgano de Corti. Modificación de Kandel ER. Principles of neural science; 4ª Edición.*

Algunos aspectos de las prolongaciones periféricas que crecen hacia las células ciliadas son similares a las dendritas, como por ejemplo el hecho de que la señal eléctrica desde la célula ciliada se transmita a través de una terminación postsináptica a la neurona espiroganglionar. Otras características de las prolongaciones periféricas son similares a las de un axón, como por ejemplo el hecho de que la prolongación esté cubierta por mielina, tenga nódulos y en su desarrollo crezca como un axón hacia la célula ciliada. La reparación funcional del nervio auditivo tras su lesión sería posible únicamente si las neuronas trasplantadas formaran conexiones periféricas y centrales.

4. 2. Importancia de las neuronas auditivas en la función coclear.

El número de neuronas auditivas varía considerablemente en diferentes especies. En el ser humano hay alrededor de 30.000 neuronas, 50.000 en el gato (9) y 250.000 en la ballena (10).

La pérdida de las neuronas auditivas es la patología más frecuente en el oído humano anciano (4). Otte y colaboradores en 1978 demostraron que se producía una pérdida de alrededor de 1.200 neuronas por década de vida (11). Importantes reducciones en el número de neuronas auditivas, incluso con la presencia de las células ciliadas, han sido descritas en diversos estudios (4, 12).

Sobre la base del gran número de neuronas auditivas existentes en el oído sano, es posible la hipótesis de que los umbrales no se vean afectados de una manera importante por una pérdida moderada neuronal debido a que las neuronas restantes deberían transmitir adecuadamente un estímulo. Sin embargo, debido a la complejidad del lenguaje, es de esperar que haya una relación entre el número de neuronas auditivas en la cóclea humana y la capacidad para el reconocimiento verbal.

Otte y colaboradores en el año 1978, de acuerdo a estas observaciones, dedujeron que aproximadamente son necesarias unas 10.000 neuronas espiroganglionares para el entendimiento del lenguaje. Un estudio más tardío del mismo grupo (13) encontró que la discriminación verbal se relacionaba con la densidad de la inervación coclear en la región correspondiente a las frecuencias 1 y 3 kHz, el mismo rango de frecuencias que se producen en la formación de los sonidos de las vocales.

Tales resultados se deben interpretar con precaución debido a que el entendimiento del lenguaje realmente es dependiente de las estructuras cerebrales centrales. Es arriesgado asumir que todas las pérdidas en la percepción del lenguaje son debidas a lesiones periféricas únicamente. Un estudio comparando el reconocimiento verbal de personas jóvenes y ancianos concluye que ambas patologías auditivas, centrales y periféricas, están implicadas en el desarrollo de la presbiacusia (14).

4. 3. Irreversibilidad de la pérdida neuronal.

La degeneración de las neuronas aferentes puede ocurrir de dos maneras:

Pérdida neuronal primaria, en la que hay conservación de las células ciliadas (15, 16, 17).

Secundaria a la pérdida de las células ciliadas, las cuales normalmente suministran los factores neurotróficos para estas neuronas (18, 16).

Los estudios mediante ratones transgénicos han

mostrado la existencia de algunos factores de los que depende la supervivencia de las neuronas espiroganglionares (Tabla II).

- Genes que expresan las **neurotrofinas** (19, 20),
- Componentes de la **vía erbB** (21).
- Una **proteína kinasa AMPc-dependiente** (22).
- El **receptor de la acetilcolina** (subunidad ß2), mutaciones en el gen responsable de este receptor provocan una degeneración neuronal por la edad (23).

Tabla II. *Factores estudiados en la literatura en los que la alteración en su producción disminuye la supervivencia de las neuronas auditivas*

La degeneración neuronal primaria (sin lesión en las células ciliadas) se ha descrito en una variedad de patologías que causan un daño directo a las neuronas (26). Se ha observado, por ejemplo, en ratones expuestos a sonidos con una intensidad que no provocaba la pérdida de las células ciliadas (27).

Tras un daño neuronal se ha demostrado que las neuronas espiroganglionares envían nuevas prolongaciones en diferentes modelos animales, como por ejemplo, tras la toxicidad ejercida por el glutamato aplicado de una manera constante en cobayas (28, 29). La sección experimental del nervio auditivo en ratones provoca el crecimiento de fibras hacia la cóclea (30). Sin embargo, en humanos la extensión del crecimiento no es lo suficientemente importante para provocar una mejora clínica (31, 32).

Tras la degeneración neuronal en el sistema auditivo, al contrario de lo que ocurre en las neuronas motoras periféricas y en algunas neuronas sensoriales, las neuronas auditivas no se regeneran de una manera clínicamente significativa (33, 30). Ante esta incapacidad innata de regeneración neuronal se hace necesario el buscar un tratamiento que evite la degeneración neuronal o que, si la pérdida neuronal está ya instaurada, reemplace las neuronas auditivas.

5. Regeneración celular en el oído interno.

El descubrimiento de la capacidad de regeneración y reparación funcional del oído interno en diferentes especies ha traído esperanzas en la búsqueda de un tratamiento para que la hipoacusia neurosensorial pueda algún día ser restaurada mediante la proliferación o diferenciación celular.

Peces y anfibios. Una de las características de los peces y anfibios es que sus células conservan en la edad adulta su capacidad de proliferación y diferenciación. En el año 1981 Jeff Corwin demostró que se formaban nuevas células ciliadas en el órgano de la línea lateral en animales adultos. Observó que las células de soporte se dividían con escasa frecuencia a lo largo de la vida, continuamente produciendo nuevas células ciliadas y células de soporte (34). Estudios posteriores han confirmado y extendido estos hallazgos (35).

Aves. Las células de las aves, por el contrario, poseen una capacidad más limitada de proliferación y diferenciación y nacen con un número determinado de células ciliadas. La comunidad científica se sorprendió cuando se demostró que, en las aves, la cóclea producía nuevas células ciliadas tras un daño por estimulación acústica (36, 37, 38). Junto a las pruebas de imagen, la incorporación de un marcador de ADN (timidina radioactiva) por las nuevas células ha sido aceptada como la prueba de la identificación de la regeneración celular. Reemplazar las células ciliadas no tendría consecuencias funcionales si las nuevas células no fueran reinervadas por las neuronas auditivas. El resultado de estas investigaciones es que la cóclea, en las aves, es un órgano dinámico en cuanto a la regeneración de sus células. La cóclea de las aves conserva la capacidad de reparar lesiones diferentes al reemplazar las células dañadas.

Mamíferos. A diferencia de la cóclea de las aves, en los mamíferos adultos las células ciliadas lesionadas en la cóclea no se ven re-emplazadas. En el sistema vestibular de los mamíferos sí que se mantiene la regeneración de las células ciliadas. Se hace necesario el estudio de posibles tratamientos para estimular la expresión de los genes responsables de la proliferación celular en la cóclea. Montcouquiol y Corwin en el año 2001 demostraron la capacidad de proliferación del epitelio vestibular de la rata tras la estimulación con forskolina. La principal acción de esta molécula es el aumento del AMPc (Fig. 5) (39).

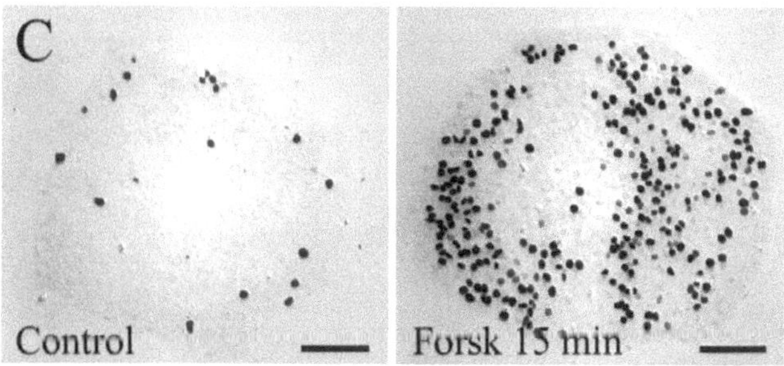

Figura 5. *El epitelio vestibular de la rata (utrículo) es teñido con bromodeoxiuridina (marcador mitótico) en negro para comprobar la capacidad de proliferación de sus células. Izquierda, un número escaso de células son positivas. Derecha, tras la estimulación con forskolina durante 15 minutos, la proliferación celular se ve aumentada considerablemente. Tomado de Montcouquiol y Corwin. J Neurosci. 2001; 21: 974-82.*

La expresión de los genes responsables de la proliferación celular en la cóclea ha disminuido con el desarrollo evolutivo de los mamíferos y la importante especialización de sus células. La posibilidad de la obtención de células madre adultas del oído interno hace posible la búsqueda de nuevos tratamientos que estimulen la proliferación o la diferenciación celular en el oído interno.

6. Células madre en el oído interno.

6. 1. Embriología del oído interno.

La placoda ótica, una de las placodas craneales que forman los órganos sensoriales pares de la cabeza en el embrión, consiste en un engrosamiento ectodérmico que se invagina para formar la vesícula ótica. Las células progenitoras de la vesícula ótica dan lugar a la totalidad de las estructuras especializadas del oído interno (Fig. 6) (40, 41).

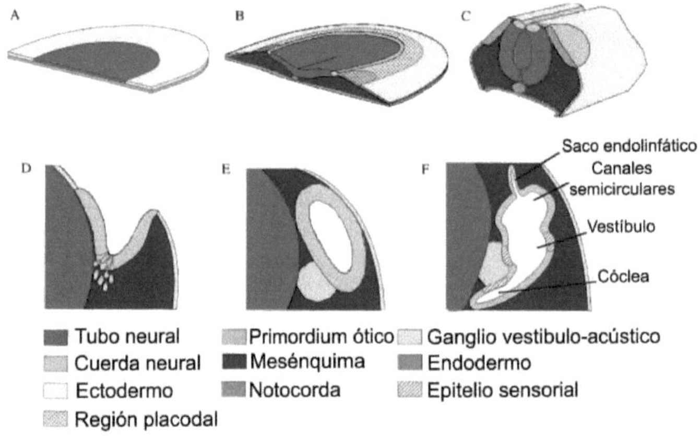

Figura 6. Desarrollo embrionario del oído. Las células del oído interno derivan de la placoda ótica. D. Las células del ganglio vestíbulo-acústico se desprenden de la placoda ótica. Adaptación de Torres M. y Giráldez F., 1998.

El nervio auditivo está formado por los neuroblastos que derivan de la placoda ótica que llevan a cabo una serie de procesos de diferenciación para formar las neuronas sensoriales (40, 42). Su origen, por lo tanto, es diferente al de las neuronas sensoriales derivadas de la cresta neural (43). Las células progenitoras de la placoda ótica del embrión que forman las neuronas auditivas, vestibulares y las células ciliadas pueden tener un origen común (44). Por analogía con la cresta neural, las células madre de la placoda pueden incluir células que tienen la capacidad para diferenciarse en células gliales y en neuronas. Algunas células madre de la cresta neural se diferencian en neuronas sensoriales (43, 45).

6. 2. Estado actual del conocimiento sobre las células madre del oído interno.

Estudios recientes han demostrado la existencia de células que cumplen las características de las células madre en el aparato vestibular del oído interno del ratón (46). Estas células madre pueden ser aisladas y separadas del resto al formar agrupaciones celulares esféricas cuando proliferan en una placa de Petri (no adherente) (Fig. 7) (46). Estas esferas flotantes contienen un elevado número de células madre y pueden ser propagadas en cultivo para obtener un importante número de esferas clonales.

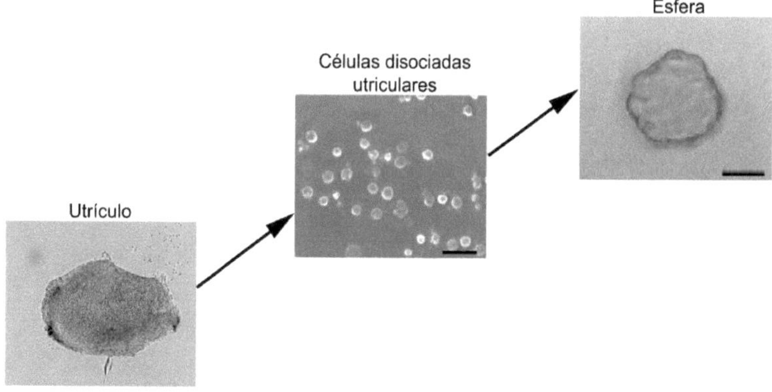

***Figura* 7.** *Formación de esferas por la proliferación de algunas células disociadas del utrículo de un ratón. Estas esferas, al flotar en el medio de cultivo, pueden ser aisladas y propagadas in Vitro. Barra de medida es de 130 µm en figura central y 40 µm en figura de esfera.*

La diferenciación celular puede promoverse con la adhesión celular de la esfera a la placa de cultivo (Fig. 8). Estas células, al diferenciarse, pueden dar lugar a una amplia variedad de tipos celulares como por ejemplo células musculares, cardiacas, hepáticas, y epidérmicas (46).

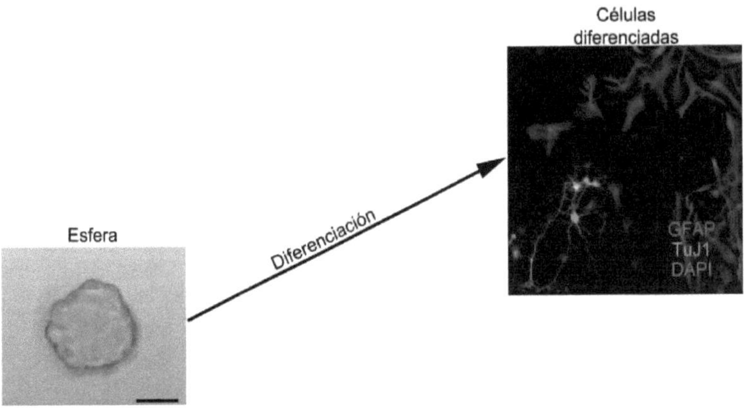

Figura 8. Tras la diferenciación celular de las esferas procedentes del utrículo se pueden obtener diferentes tipos celulares. En la imagen se muestran células gliales con el anticuerpo GFAP (rojo), neuronas con el anticuerpo TuJ (verde) y los núcleos celulares están marcados con DAPI (azul).

Debido a que las neuronas y las células ciliadas

de la cóclea normalmente no se regeneran, es necesario el obtener un suministro de células para la reparación coclear. Las células madre pueden ser utilizadas para trasplantes celulares. La posibilidad de que estas células trasplantadas en la cóclea formen nuevas conexiones con las células ciliadas aún no ha sido estudiada. El trasplante de neuronas del ganglio dorsal medular y de células madre en la cóclea ha demostrado la supervivencia neuronal en la cóclea, aunque las prolongaciones de estas células se extendían a otras neuronas y no a las células ciliadas (47, 48).

6. 3. Estudio de la diferenciación de las células madre del oído interno.

Es importante determinar si las células madre siguen el programa de diferenciación llevado a cabo por los progenitores de la placoda ótica en el embrión. Se debe valorar si las células madre se diferencian en neuronas maduras con características electrofisiológicas de neuronas del oído interno. Una vez comprobada esta vía de diferenciación de las células madre se estudiaría su potencial de regeneración celular.

Para ser utilizadas como terapia en el oído interno las células madre deben formar neuronas sensoriales con un fenotipo de neuronas auditivas. Debe corroborarse mediante la expresión de marcadores y la actividad electrofisiológica. Se debe comprobar su respuesta al glutamato, el neurotransmisor que activa las neuronas del oído interno en la sinapsis con las células ciliadas. También se debe estudiar su capacidad para desarrollar potenciales de acción. Finalmente, mediante trasplantes celulares in Vitro, debe comprobarse que las neuronas diferenciadas de las células madre forman nuevas conexiones con las células ciliadas denervadas.

Para determinar si las células madre siguen las mismas vías de diferenciación que las llevadas a cabo por las células progenitoras del embrión, se debe comparar la expresión temporal de marcadores en sus programas de diferenciación (Tabla III).

• **Factores de trascripción** - *GATA3* - *Brn3a* - Ngn1 - NeuroD - *Islet1* • **Receptores de neurotróficos** - TrkB - TrkC	***Tabla III****. Marcadores tempranos de neuronas auditivas y vestibulares (49, 50, 51, 52, 53, 54, 55, 56).*

Debe observarse si estos marcadores son expresados en las células madre en proceso de diferenciación. Con la utilización de diferentes factores de diferenciación puede comprobarse si se aumenta la expresión de estos marcadores.

En conclusión, una vez conocida la existencia de las células madre en el oído interno, es necesario estudiar su capacidad para formar neuronas sensoriales mediante una vía de diferenciación que se asemeje a la llevada a cabo por los progenitores embrionarios durante el desarrollo del oído interno.

7. Posibilidad del trasplante neuronal en el órgano de Corti.

Ante la falta de regeneración celular en el oído interno de mamíferos un posible tratamiento de la pérdida neuronal consiste en el trasplante de células que puedan suplantar a las células perdidas o que, estas células trasplantadas, secreten factores necesarios para la supervivencia de las células residuales.

Se hace necesario el estudio de trasplantes celulares que formen nuevas prolongaciones y conexiones con las células ciliadas en la cóclea postnatal para determinar si las señales que guían las neuronas hacia las células ciliadas están intactas en la cóclea tras el nacimiento. Para comprobar esto, debe utilizarse un modelo experimental de degeneración neuronal en un explante del órgano de Corti y, seguidamente, aislar y trasplantar las células de un segundo animal en el explante.

El estudio de los trasplantes celulares in Vitro en el órgano de Corti debe preceder a su aplicación in vivo en vistas de convertirse en un tratamiento futuro de la hipoacusia neurosensorial.

OBJETIVOS

1. Denervación de un explante del órgano de Corti.

Se utilizará una neurotoxina con una acción sobre las neuronas auditivas y que no dañe las células ciliadas.

Este modelo experimental será utilizado para el estudio de posibles tratamientos de la pérdida neuronal en la cóclea.

2. Obtención y caracterización de células madre del oído interno de mamíferos tras el nacimiento.

2.1. Estudio de la proliferación celular de las células madre.

2.2. Estudio de la diferenciación celular de las células madre.

2.3. Estudio de la funcionalidad de las neuronas obtenidas de la diferenciación de las células madre. Se utilizarán técnicas de electrofisiología.

3. Trasplante celular en el explante del órgano de Corti denervado tras la neurotoxina.

Se utilizarán como células donantes:

Neuronas auditivas.

Células madre del oído interno.

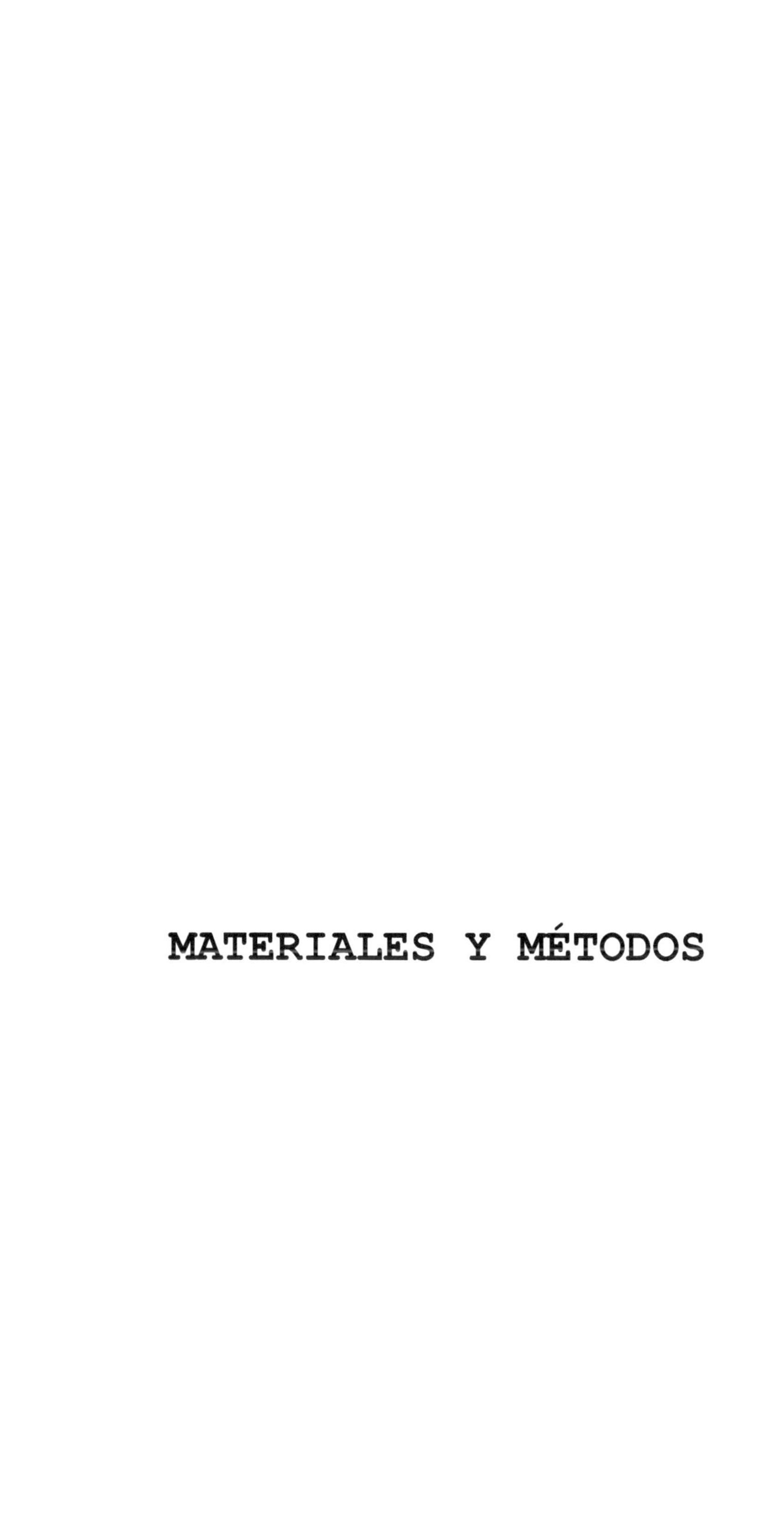

MATERIALES Y MÉTODOS

Los estudios experimentales se realizaron en el Eaton Peabody Laboratory del Massachusetts Eye and Ear Infirmary de la Universidad de Harvard en Boston. Los estudios de electrofisiología se hicieron en el Glowatzki Laboratory del Johns Hopkins School of Medicine en Baltimore. El análisis y la interpretación de los resultados fueron llevados a cabo en la Unidad de Otología del Hospital Universitario Puerta de Hierro de la Universidad Autónoma de Madrid.

Todo el manejo de los animales se realizó respetando las recomendaciones y normas del National Institutes of Health Guide for the Care and Use of Laboratory of Animals. Se utilizaron los oídos internos de 1 a 4 animales (ratones) por experimento.

El diseño del experimento comprende los siguientes pasos

1. Denervación de un explante del órgano de Corti.

1.1. Cultivo in Vitro del órgano de Corti.

Para realizar estudios de trasplante celular in Vitro se eligió un explante del órgano de Corti como tejido receptor de las células madre del utrículo y se cultivó en una placa de cultivo. Realizamos un cultivo organotípico de dicho órgano con el fin de preservar su estructura y la supervivencia celular bajo condiciones in Vitro.

1.2. Tratamiento del explante del órgano de Corti con ß-bungarotoxina.

El explante de órgano de Corti contiene neuronas auditivas y nuestro objetivo consistía en eliminar dichas neuronas sin dañar las células ciliadas. Para ello, el órgano de Corti cultivado in Vitro fue tratado con una neurotoxina de acción presináptica llamada ß-bungarotoxina que, a la debida concentración, eliminó las neuronas auditivas sin dañar las células ciliadas (Heller S, comunicación personal). Conseguimos de esta manera obtener un modelo experimental de denervación celular in Vitro del órgano de Corti para realizar estudios de trasplante celular. Se realizaron un total de 20 experimentos.

2. Obtención y caracterización de células madre del oído interno (Fig. 9).

2.1. Estudio de la proliferación celular de las células madre.

Debido a la capacidad de regeneración celular del epitelio sensorial del utrículo secundaria a diferentes agresiones (39), Li y colaboradores sospecharon y posteriormente comprobaron la existencia de células proliferativas en el utrículo que cumplían las características típicas de las células madre (46). Estas células procedentes del utrículo tenían la capacidad de dividirse por mitosis en un medio de cultivo que estimulara la proliferación celular formando esferas, las cuales, una vez adheridas a la placa de cultivo y en las debidas condiciones podían diferenciarse.

En nuestro experimento realizamos el aislamiento de las células madre procedentes del epitelio utricular y comprobamos su capacidad de proliferación en un medio de cultivo con factores de crecimiento que estimulan la división celular (Fig. 10). Es necesario el asegurarnos de estar utilizando células madre y no otros tipos celulares, Con el fin de utilizar solo células madre proliferativas obtenemos esferas de segunda o tercera generación. Para ello, disociamos química y mecánicamente las esferas de primera generación en células únicas, las cuales, proliferan por mitosis formando esferas de segunda generación (Fig. 11). Se realizaron un total de 7 experimentos para el estudio de la proliferación celular.

2.2. Estudio de la diferenciación celular de las células madre.

Además de su potencial para la proliferación celular, la otra característica que define a las células madre es su capacidad de diferenciación en diferentes estirpes celulares procedentes de las tres capas embrionarias (ectodermo, mesodermo y endodermo). Se utilizaron células madre de segunda y tercera generación procedente del utrículo para comprobar la facultad de estas células para la diferenciación hacia una estirpe neuronal (ectodermo). Con este fin se utilizaron diferentes factores de diferenciación en el medio de cultivo. Se realizaron un total de 69 experimentos.

2.3. Estudio de la funcionalidad de las neuronas obtenidas de la diferenciación de las células madre mediante electrofisiología.

Las células con morfología neuronal derivadas de la diferenciación de las células madre utriculares fueron estudiadas mediante electrofisiología. Estas células se compararon con neuronas del tejido espiroganglionar mediante el estudio de corrientes iónicas a través de sus membranas con técnicas de Patch-Clamp. De esta manera se comprobó si las células diferenciadas de las células madre cumplían las características funcionales de las neuronas. Se realizaron un total de 39 experimentos.

3. Trasplante celular en el explante del órgano de Corti denervado tras la neurotoxina.

3.1. Trasplante de neuronas auditivas.

Tras realizar el tratamiento del órgano de Corti con la neurotoxina se trasplantaron in Vitro las neuronas auditivas de un animal donante. Se valoraron la supervivencia de las células trasplantadas y el crecimiento de prolongaciones nerviosas hacia las células ciliadas del órgano de Corti. Se realizaron un total de 20 experimentos.

3.2. Trasplante de células madre del oído interno.

De igual manera se trasplantaron in Vitro las células madre procedentes del utrículo (con forma de esferas) y se utilizó un medio de cultivo que favorece la diferenciación celular de estas células en neuronas. Se valoraron la supervivencia de las células madre trasplantadas, su capacidad de diferenciación celular y el crecimiento de prolongaciones nerviosas hacia las células ciliadas del órgano de Corti. Se realizaron un total de 12 experimentos.

4. Inmunohistoquímica.

Mediante técnicas de inmunomarcado con anticuerpos conjugados o no, se evaluaron los resultados en la proliferación, diferenciación y supervivencia celular con un microscopio de fluorescencia. Se realizaron recuentos celulares utilizando DAPI (marcador nuclear) como valor de referencia.

5. Aislamiento del ARN y PCR con transcriptasa inversa.

Se aisló el ARN celular para el estudio de la diferenciación de las células madre procedentes del oído interno (utrículo).

1. Denervación de un explante del órgano de Corti.

1.1. Cultivo *in Vitro* del órgano de Corti.

Se realiza la disección de las cócleas de ratones C57BL/6 o de ratones transgénicos Atoh1-nGFP de 1 a 3 días tras el nacimiento realizándose un cultivo organotípico de los explantes de órgano de Corti. Para la disección y obtención de dichos órganos utilizamos los métodos descritos previamente en la literatura (57) con alguna modificación. Se utilizaron de 4 a 5 explantes en cada condición.

La cabeza del animal se cortó en dos mitades mediante un corte sagital con unas tijeras de microcirugía y las cócleas se extrajeron y sumergieron en una solución a 4° C de "Hank's Balance Salt Solution" (HBSS). La cóclea fue disecada utilizando condiciones estériles con un microscopio de disección Zeiss Stemi 2000. El órgano de Corti y el tejido espiroganglionar se liberaron de la cápsula ótica, separándose de la estría vascular y el ligamento espiral mediante el uso de pinzas de microcirugía. El órgano de Corti se transfirió a una placa de cultivo (4-well dish, Greiner Labortechnik) utilizando una micropipeta con una pequeña cantidad de HBSS. La placa de cultivo había sido tratada con poliornitina y con fibronectina (BD Bioscience) para favorecer la adhesión del órgano de Corti. El explante se orientó de tal manera que la superficie apical de las células ciliadas estuviera en la parte superior del espécimen y la membrana basilar se dirigiera hacia la placa de cultivo. El medio de cultivo sobrante se absorbió con una pipeta y el cultivo organotípico se introdujo en un incubador celular a 37°C con 5% de CO2 durante 12-24 horas en un volumen mínimo de HBSS para conseguir que el explante contactara plenamente con la placa de cultivo. Una vez comprobada la adhesión del órgano de Corti se añadió medio de cultivo utilizado para el órgano de Corti formado por Dulbecco's Modified Eagle's medium con glucosa (DMEM) suplementado con F12 (1:1), N2, B27 (Invitrogen) y ampicilina (50µg/ml). El explante se introdujo nuevamente en un incubador celular a 37°C con 5% de CO2 y los cultivos se mantuvieron hasta un periodo máximo de 2 semanas con cambios del 80% del medio de cultivo cada dos días. Para el estudio del trasplante celular utilizamos explantes de órganos de Corti como órgano receptor.

1.2. Tratamiento del explante del órgano de Corti con ß-bungarotoxina.

El explante del órgano de Corti contiene neuronas auditivas y nuestro objetivo consistía en eliminar dichas neuronas sin dañar las células ciliadas. De esta manera, obteníamos un modelo experimental de explante de órgano de Corti denervado con la conservación de los demás tipos celulares. Éste explante podría ser utilizado posteriormente en nuestros estudios de trasplantes celulares.

Para la eliminación selectiva de las neuronas auditivas del órgano de Corti el medio utilizado para el cultivo del órgano de Corti (DMEM con glucosa y F12 (1:1) con N2 y B27) se suplementó con una neurotoxina llamada ß-bungarotoxina (Biotium, Inc.) a una concentración de 0.01nM a 2µM durante 24 horas en un incubador celular a 37° C (Heller S, comunicación personal). Tras el tratamiento con la neurotoxina el cultivo organotípico se lavó 5 veces con medio fresco durante 10 minutos cada vez. Posteriormente se fijó y examinó mediante inmunohistoquímica. La cuantificación de las células ciliadas externas, las células ciliadas internas y las neuronas del ganglio espiral de cuatro órganos de Corti divididos en segmentos de 100µm se realizó con el programa de software Axiovision 4.3 y los resultados se sometieron a un análisis de la varianza (ANOVA) con un grado de significación estadístico de $p<0.01$.

1.2.1. Unión de la ß-bungarotoxina a las células del órgano de Corti. Para comprobar la especificidad de la unión de la ß-bungarotoxina a las neuronas del órgano de Corti, se utilizó un marcador llamado tetrametilrodamina-5-6-isotiocianato (TRITC; Sigma) que se unió a la toxina en un dializador para posteriormente ser aplicada al órgano de Corti (Edge A, comunicación personal). De este modo, se realizó una dilución de la ß-bungarotoxina (1 mg) en 200µl de tampón de conjugación (100mM tampón de carbonato/bicarbonato, ph9) y la toxina se mezcló con 35µl de TRITC en dimetilsulfóxido en un tubo de Eppendorf de 1.5ml protegido de la luz. Tras esperar 2 horas a temperatura ambiente, el exceso o la parte hidrolizada del marcador TRITC se extrajo durante una noche utilizando un dializador en una cámara especial de diálisis (Slide-A-Lyzer dialysis cassette, Pierce). Diluciones de 200 a 10000 de una solución de 212.7µM de ß-bungarotoxina marcada con TRITC se añadieron al órgano de Corti procedente de ratones transgénicos Math1-nGFP (P0-P2). Realizamos estudios de la unión de la ß-bungarotoxina marcada con TRITC a intervalos de 5 minutos a 2 horas. Los cultivos órgano-típicos se lavaron con PBS y se fijaron con paraformaldehido al 4% durante 15 minutos a 4°C. Tras ser lavado nuevamente con PBS, se examinaron los órganos de Corti en un microscopio de fluorescencia.

1.2.2. Estudio de la muerte celular por apoptosis (estudio TUNEL) en explantes de órgano de Corti. Para comprobar la muerte celular por apoptosis de las neuronas auditivas tras la aplicación de la ß-bungarotoxina se estudiaron las roturas de las hélices del ADN en las células del órgano de Corti mediante una reacción de TUNEL (Edge A, comunicación personal). Así, se aplicaron 0.5µM de ß-bungarotoxina en un órgano de Corti de ratones C57BL/6 recién nacidos (P0) durante 24 horas. El tejido se lavó con PBS y se fijó con paraformaldehido al 4% en PBS durante 10 minutos. Las roturas de las hélices del ADN se marcaron con "transferasa terminal desoxinucleotídica" (TUNEL label mix, Roche Molecular Biochemicals). Tras dos lavados con PBS, se añadieron al tejido 50µl de la mezcla de reacción TUNEL. Se realizaron controles negativos añadiendo 50µl de la solución de marcado (sin la enzima transferasa terminal) y mediante la mezcla de la reacción TUNEL en órganos de Corti sin tratamiento con la neurotoxina. Los órganos de Corti se introdujeron en un incubador celular a 37°C durante 60 minutos, la reacción se detuvo con lavados con PBS y los resultados se analizaron mediante un microscopio de fluorescencia.

2. Obtención y caracterización de células madre del oído interno.

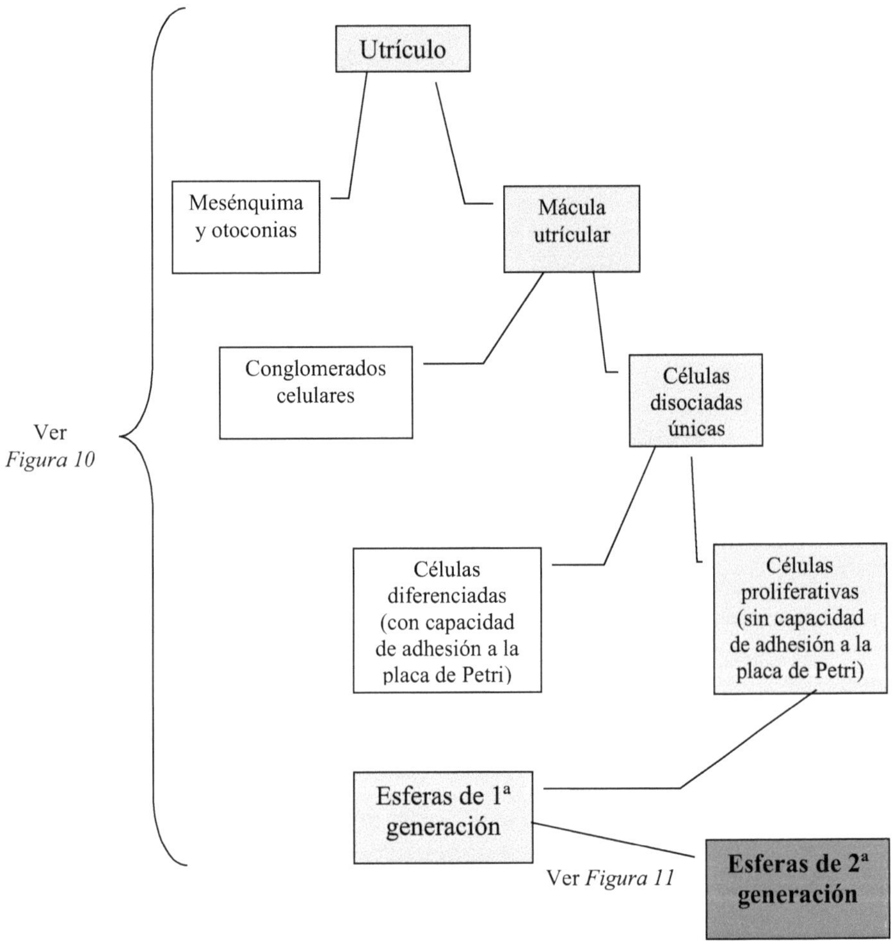

Figura 9. Las esferas de segunda generación procedentes del oído interno (utrículo) son las células utilizadas en nuestros experimentos de proliferación, diferenciación y trasplante celular. Se consideran células madre al poseer la capacidad de proliferar flotando en una placa de Petri en un medio

de cultivo y la capacidad de diferenciarse en células de las tres estirpes embrionarias (ectodermo, mesodermo y endodermo) si se estimula su adhesión a una placa de cultivo en un medio de diferenciación celular.

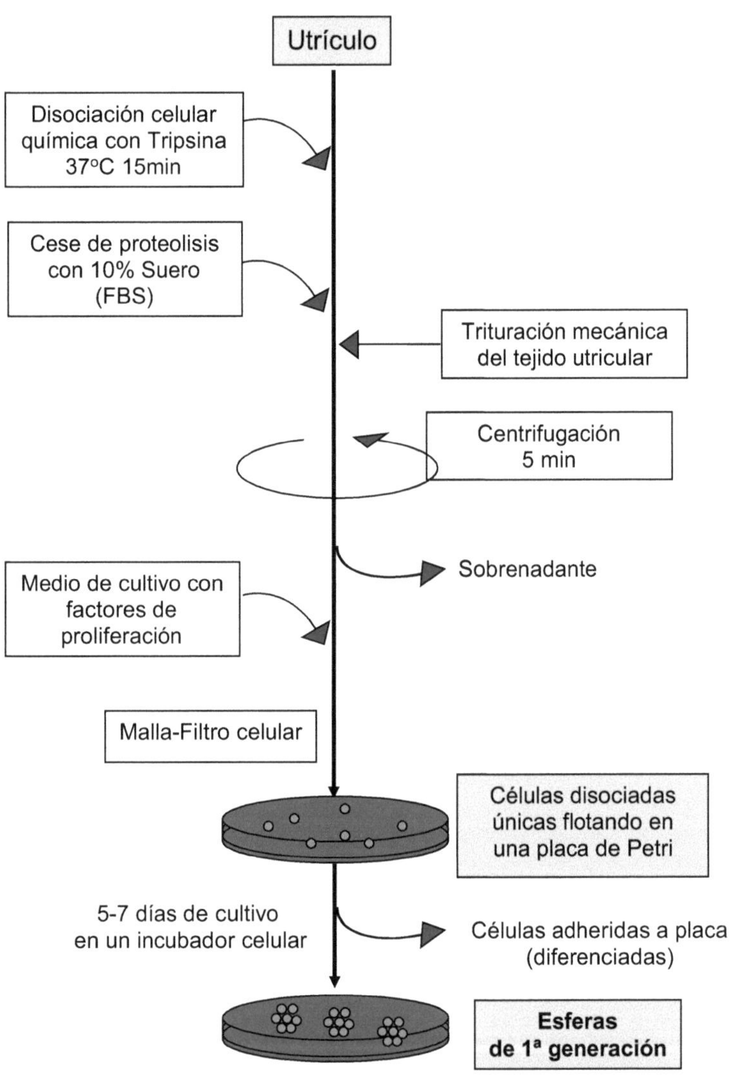

Figura 10. Método utilizado para la disociación celular del utrículo y la obtención de esferas. Las células disociadas son cultivadas en un incubador celular a 37°C con 5% de CO2 en una placa de Petri (evita la adhesión de las células proliferativas). Estas células al multiplicarse por mitosis forman

esferas que se definen como conglomerados celulares procedentes de células únicas que flotan en el medio de cultivo.

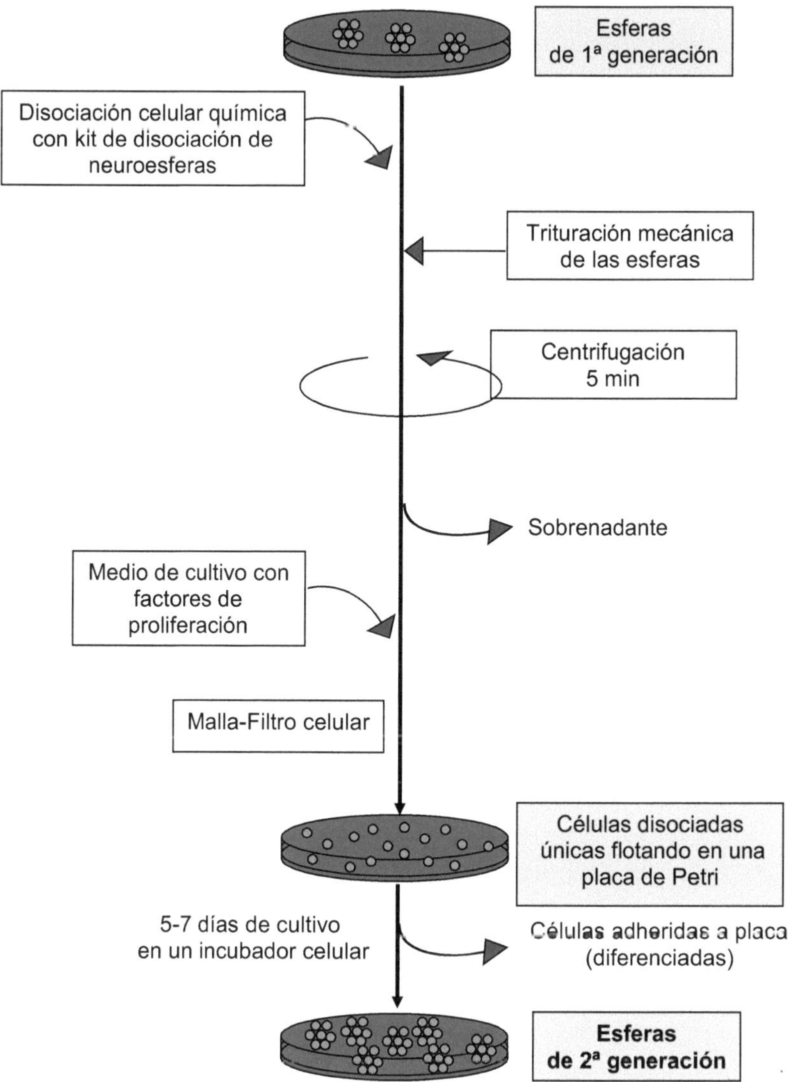

Figura 11. Método utilizado para la propagación de las esferas. Tras la disociación de las esferas de

1ª generación las células aisladas se multiplicaron por mitosis y volvieron a formar esferas (2ª generación). Las esferas representan clones de células utriculares individuales.

2.1. Estudio de la proliferación celular de las células madre

Se han realizado un total de 70 experimentos al objeto de aislar las células madre procedentes del epitelio utricular. En cada experimento, se realiza la disección de 4 a 10 máculas utriculares procedentes de ratones tipo C57BL/6 o de ratones transgénicos Math1-nGFP. Estos últimos expresan una proteína de fluorescencia verde en las células ciliadas bajo el control del amplificador (enhancer) Math1 que facilita su detección en un microscopio de fluorescencia. Se han realizado un total de 70 experimentos aproximadamente al objeto de aislar las células madre procedentes del epitelio utricular. En la disección de los oídos internos se utiliza como medio "Hank's Balanced Salt Solution" (HBSS) a 4°C. Una vez disecado el utrículo, se separa el epitelio sensorial del tejido subepitelial y de la capa de otoconias mediante el uso de pinzas de microcirugía. Para obtener células únicas procedentes del epitelio utricular las células se disocian utilizando tripsina al 0,25% como agente proteolítico, durante 15-20 minutos en "Phosphate Buffer Saline" (PBS) a 37°C en un incubador celular. La digestión enzimática es detenida mediante el uso de suero fetal bovino (FBS) al 10% en "Dulbeco´s Modified Eagle Médium" con glucosa (DMEM-high glucose). Una vez finalizada la disociación química el tejido es lavado en dos ocasiones y triturado mecánicamente de forma suave con una micropipeta regulada a 100μl. La disociación mecánica es realizada suavemente y con dicha regulación en la micropipeta para evitar la rotura de la membrana plasmática celular. Las células disociadas resultantes del epitelio utricular se diluyen en un medio de cultivo para promover la proliferación celular formado por DMEM-high glucosa con F12 (mezclado 1:1) y suplementado con N2, B27 (Invitrogen), factor de crecimiento epidérmico (EGF) 20ng/ml, factor de crecimiento fibroblástico básico (bFGF) 10ng/ml, factor de crecimiento insulínico (IGF) 50ng/ml, y sulfato de heparina 50ng/ml (Sigma).

Medio de cultivo para la proliferación celular

Medio de cultivo	*Suplementos*	*Factores de proliferación*	*Antibiótico*
DMEM-glucosa	F12, N2, B27, Sulfato de heparina	EGF, bFGF, IGF	Ampicilina

La suspensión celular se filtra a través de una malla con un poro de 70 μm de diámetro, ("cell strainer", BD Labware) para extraer agregados celulares y conseguir células aisladas únicas.

Para conseguir la proliferación celular con la consiguiente formación de esferas se cultivan las células disociadas del epitelio utricular en placas de Petri (Greiner) que evitan la adhesión celular en un incubador celular a 37°C con 5% de CO2 durante 5-7días (Fig. 10). Para obtener segunda, tercera y demás generaciones celulares, se recogen con una pipeta 50-100 esferas y se disocian para conseguir células únicas utilizando un medio de disociación celular llamado "NeuroCult chemical dissociation kit" (StemCell Technologies). Se cultiva la nueva suspensión celular en placas de Petri en un incubador celular a 37°C con 5% de CO2 y se repite la propagación durante 5-7 días. La formación de esferas secundarias o terciarias siempre ocurrió en un plazo de 5 a 7 días tras el inicio del cultivo de células únicas (Fig. 11). Las esferas utilizadas en este experimento proceden todas de la segunda o tercera generación, lo que permite asegurar la utilización para nuestro experimento de células con un origen proliferativo. Como método de confirmación se realiza inmunohistoquímica y las células proliferativas se marcan utilizando 3 µg/ml de Bromodesoxiuridina (BrdU) en incubación durante el periodo de la formación de las esferas.

2.2. Estudio de la diferenciación celular de las células madre.

Las esferas de segunda o tercera generación se transfirieron a placas de cultivo ("4 well plates Greiner") tratadas con poliornitina y laminina que permiten la adhesión celular. Además se favorece la adhesión durante aproximadamente 10 horas con 10% FBS en DMEM-glucosa. Después de comprobar la adhesión celular completa mediante microscopio óptico, el medio es reemplazado por un medio de cultivo que induce la diferenciación celular compuesto por DMEM con glucosa y F12 (mezclado 1:1) con N2, B27 (Invitrogen), neurotrofina 3 (NT3) (50ng/ml), "brain derived neurotrophin" BDNF (100 ng/ml) y ampicilina (5µg/ml). Las células se trataron con factores de diferenciación como el ácido retinoico 1µM (AR), noggin 0,75µg/ml o sonic hedgehog (Shh) 3µg/ml) durante dos días y posteriormente se cultivaron durante el periodo indicado de tiempo, reemplazando el 80% del medio de cultivo cada dos días.

46 Células madre en el oído interno; Trasplante celular en el órgano de Corti.

Medio de cultivo para la diferenciación celular

	Medio de cultivo	*Suplementos*	*Factores de diferenciación*	*Neurotrofinas*	*Antibiótico*
1.	DMEM-glucosa	F12, N2, B27	**Ácido retinoico (AR) 1µM**	BDNF, NT3	Ampicilina
2.	DMEM-glucosa	F12, N2, B27	**Noggin 0.75µg/ml**	BDNF, NT3	Ampicilina
3.	DMEM-glucosa	F12, N2, B27	**Sonic hedgehog (Shh) 3µg/ml**	BDNF, NT3	Ampicilina

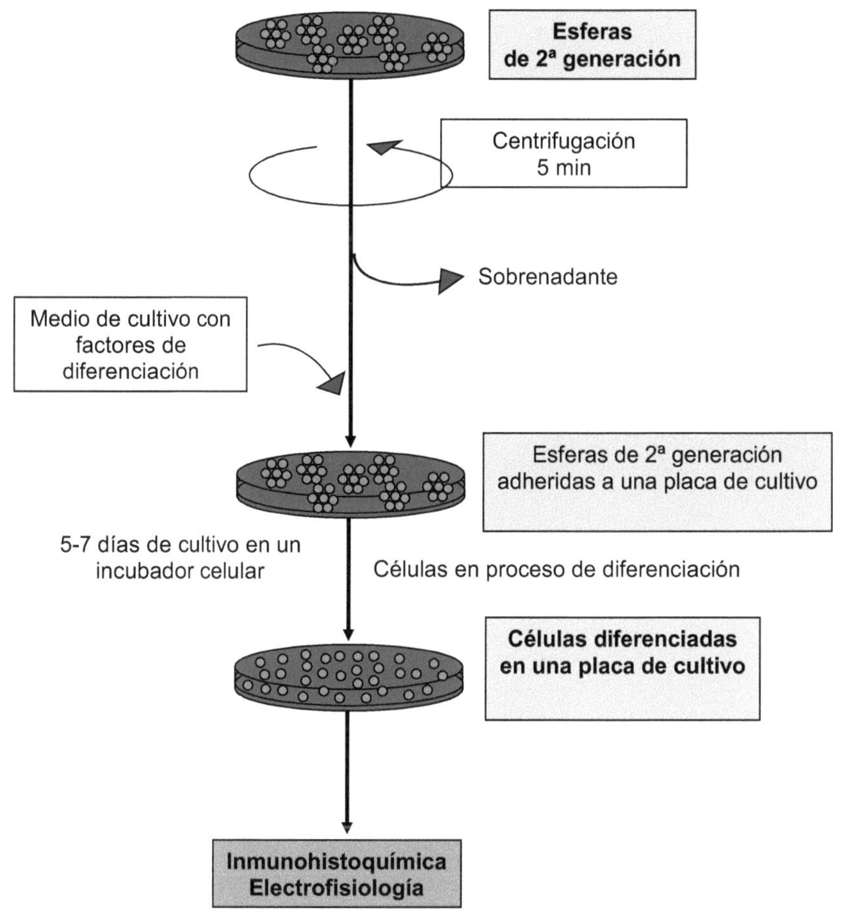

Figura 12. Método utilizado para la diferenciación celular de las esferas procedentes del epitelio utricular. La adhesión celular en una placa de cultivo junto a los factores de diferenciación añadidos al medio estimula la diferenciación de las células madre. Se utilizaron ácido retinoico, noggin y sonic hedgehog como diferentes factores de diferenciación.

Factores de diferenciación

Ácido Retinoico	Factor de diferenciación celular que estimula la formación de neuronas procedentes de células madre embrionarias.
Noggin	Inhibidor de "Bone Morphogenic Proteins" (BMPs), que induce la creación de células en el desarrollo que favorecen la neurogénesis.
Sonic hedgehog	Factor peptídico de señalización celular con acción en el desarrollo embrionario morfológico de diversos tejidos incluyendo el nodo de Hensen, la notocorda y el tubo neural.

Las células diferenciadas procedentes de las células proliferativas del epitelio utricular se analizaron mediante aislamiento de ARN seguida de PCR con transcriptasa inversa o mediante técnicas de inmunohistoquímica. La cuantificación de las células diferenciadas en neuronas, células gliales o células ciliadas se realizó utilizando un microscopio de fluorescencia dotado del programa Axiovision 4.3 software. El resultado se sometió a un análisis de la varianza (ANOVA) con un grado de significación estadística de $p<0,01$.

2.3. Estudio de la funcionalidad de las

<u>neuronas obtenidas de la diferenciación de las células madre mediante electrofisiología.</u>

Una vez obtenidas las neuronas procedentes de la diferenciación de las células madre utriculares se nos planteó la incógnita de si estas neuronas compartían características funcionales con neuronas auditivas adultas. Para ello realizamos estudios de electrofisiología de ambos grupos celulares (neuronas diferenciadas de células madre y neuronas maduras disecadas del modiolo coclear y comparamos sus corrientes iónicas a través de sus membranas con la técnica de "Patch-Clamp". De esta manera, podríamos asegurar que las neuronas diferenciadas de las células madre eran activas desde el punto de vista funcional.

Para los experimentos de electrofisiología las células madre se transfirieron al cubreportas recubiertos de poliornitina y laminina; una vez adheridas al cubre se diferenciaron con la aplicación de ácido retinoico al medio de cultivo durante 3-4 días (la misma concentración e ingredientes que en los experimentos anteriores, ver material y métodos apartado 2) y cultivados durante 1-6 días más sin ácido retinoico hasta las electrograbaciones. El cultivo celular se realizó en un incubador celular a 37°C.

Con el fin de realizar estudios comparativos, las neuronas del tejido espiroganglionar procedentes de ratones C57BL/6 recién nacidos de 1-3 días se aislaron y cultivaron. Las neuronas se disociaron utilizando tripsina (0,25%, 20-30 min., 37°C), se redispersaron en 10% FBS en DMEM-alta glucosa, una vez transferidas a cubreportas cubiertos de poliornitina-laminina se permitió la adhesión durante una noche. El medio se reemplazó con DMEM-alta glucosa sin suero y con F12 (mezclado 1:1) conteniendo N2, B27 (Invitrogen), NT-3 (50 ng/ml) y BDNF (100 ng/ml). Las células se cultivaron durante 3-5 días reemplazando el 80% del medio de cultivo diariamente. Para realizar las grabaciones de las corrientes iónicas a través de la membrana plasmática celular los cubreportas con las células diferenciadas procedentes de las células madre utriculares o las neuronas espiroganglionares se trasladaron a una cámara de electrograbación montada en un microscopio de luz directa (upright microscope, Axioskop2 FS plus, Zeiss, Oberkochen, Germany). Las células fueron lavadas continuamente con (en mM); KCl 5,8; NaCl 144, MgCl2 0,9; CaCl2 1,5; NaH2PO4 0,7; HEPES 10; glucosa 5,6 (ph 7,4; NaOH 300 mOsm) a 2-3 ml/minuto. Posteriormente las células se visualizaron a través de un objetivo de inmersión en agua de magnificación de 4x y de 40x utilizando luz verde, óptica DIC y una cámara Newvicon (Dage, MTI, Michigan City, IN). Las pipetas utilizadas para la grabación fueron fabricadas en cristal de borosilicato de 1mm (B100F, WPI, Sarasota, FL), cubiertas con Sylgard® (Dow Corning, Midland, MI), y con una punta con resistencias de 3-5 MΩ. La solución interna contenía (mM) KCl 135; MgCl2 3,5; CaCl2 0,1; EGTA 5, HEPES 5, ATP-Na2 2,5 (ph 7,3; KOH 290 mOsm). En algunos experimentos, la composición de las soluciones internas se modificó a (mM); KCl 131, MgCl2 3.5, CaCl2 0.1, EGTA 5, HEPES 5, ATP-Na2 5, fosfocreatina sódica 10 (ph 7.3, KOH, 295 mOsm). El potencial del líquido de unión (-4 mV para ambas soluciones internas) se corrigió "off-line" (fuera del campo de la grabación). Con el fin de poder identificar las células grabadas se añadió 50 nM Alexa Fluor® 568 de hidracida sódica (Molecular Probes, Eugene, OR) a la solución interna, lo que permitió observar dichas células tras la grabación en un microscopio de fluorescencia óptica. Para comprobar que las corrientes iónicas correspondían a canales de sodio dependientes del voltaje se aplicó tetrodotoxina (TTX) al flujo de pipeta. Esta neurotoxina es un bloqueador reversible de estos canales. Así, tetrodotoxina (TTX) (Alomone Labs, Jerusalén, Israel) y 6-ciano-7-nitroquinoxalina-2,3-diona disodio sal (CNQX) (Tocris, Ellisville, MO) se diluyeron diariamente de muestras congeladas y se aplicaron con un flujo de pipeta por gravedad (100 μm de diámetro) cerca de las células, conectándose a un controlador de válvula de 6 canales (Warner, Hamden, CT). Los demás productos químicos se adquirieron de Sigma (St. Louis, MO). Las grabaciones mediante bloqueo del voltaje y de la corriente se realizaron con un "Multiclamp 700A de amplificación y un CV-7B de plataforma (Axon Instruments, Foster City, CA), digitalizado a 10-50 kHz, y con un filtro a 2-10 kHz. Las resistencias en serie fueron de alrededor de 20 MΩ. Durante la neutralización de la capacitancia de la pipeta en el bloqueo de la corriente el balance se utilizó para compensar errores de la capacitancia de la pipeta y de la resistencia de la punta. El análisis de los resultados se realizó posteriormente utilizando como programa informático "pClamp 9 software package" (Axon Instruments) y "Origin 7.5" (OriginLab, Northampton, MA). El grado de significación estadística se comprobó utilizando el programa "SigmaStat 3.1" (Systat, Point Richmond, CA). Los valores son presentados como media±desviación standard (ds).

3. Trasplante celular en el explante del órgano de Corti denervado tras la neurotoxina.

3.1. Trasplante de neuronas auditivas (Fig. 13).

Las neuronas procedentes del tejido espiroganglionar procedían de 4-5 órganos de Corti de ratones C57/BL6 o de ratones transgénicos Thy1-CFP en los cuales el gen CFP (cyan fluorescence protein) se encuentra bajo el control de la expresión del gen de regulación thy1 (58) lo que produce una expresión de la proteína CFP en las neuronas. El tejido espiroganglionar fue utilizado directamente para el cocultivo con el explante de órgano de Corti o, en otras ocasiones, se realizó una disociación del tejido para obtener células únicas. Para conseguir dicha disociación se utilizó tripsina durante 20 minutos en un incubador celular a 37°C (25 µl/cóclea). La tripsinización se detuvo con suero al 10% (FBS) en DMEM/F12 (50µl/cóclea), posteriormente se realizó la trituración mecánica con una micropipeta P200 fijada a 75µl. Se añadieron DMEM/F12 (1:1) suplementado con N2, B27 y ampicilina a la suspensión celular y se centrifugó a 800rpm durante 5 minutos. Se aspiró el sobrenadante y se añadió 100µl de medio con NT3 (50µg/ml) y BDNF (100µg/ml) (ambos de Chemicon) a las células. Estas células (donantes) se añadieron a los explantes de órganos de Corti denervados (receptor) y se introdujeron durante 2 días en un incubador celular a 37°C. Se realizaron estudios de inmunohistoquímica para comprobar la supervivencia neuronal y el crecimiento de prolongaciones nerviosas hacia las células ciliadas.

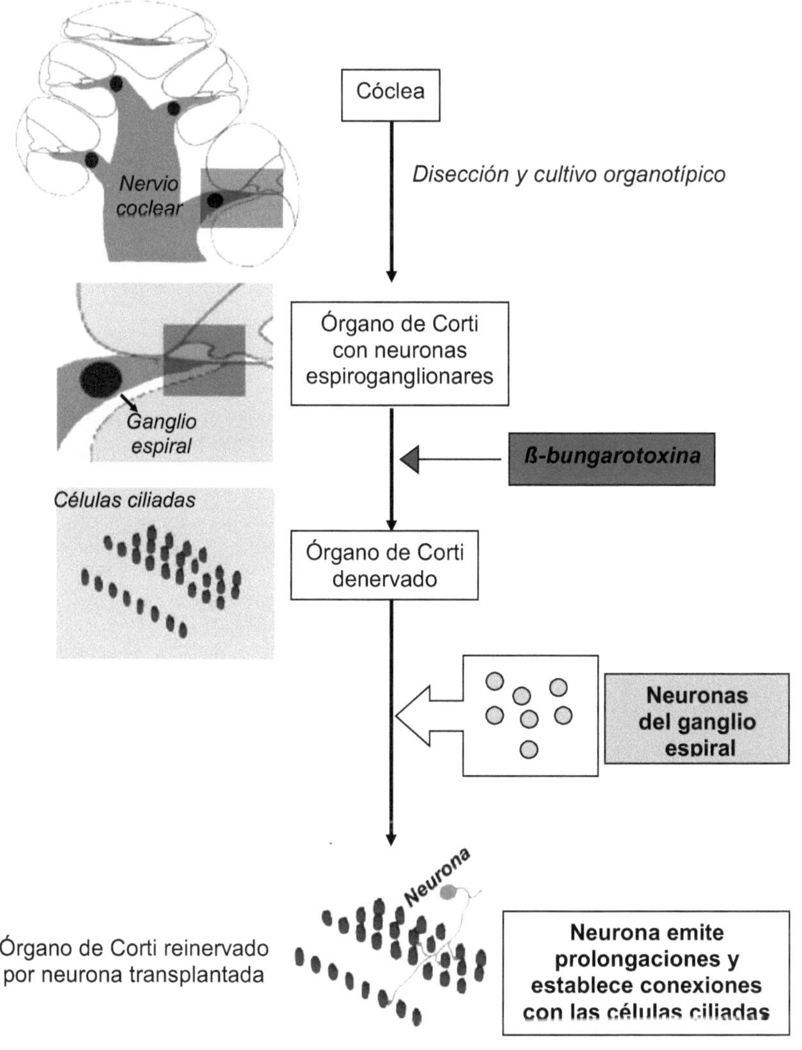

Figura 13. La disección del órgano de Corti del animal receptor es seguida del trasplante in Vitro con las neuronas auditivas del animal donante.

3.2. Trasplante de células madre del oído interno.

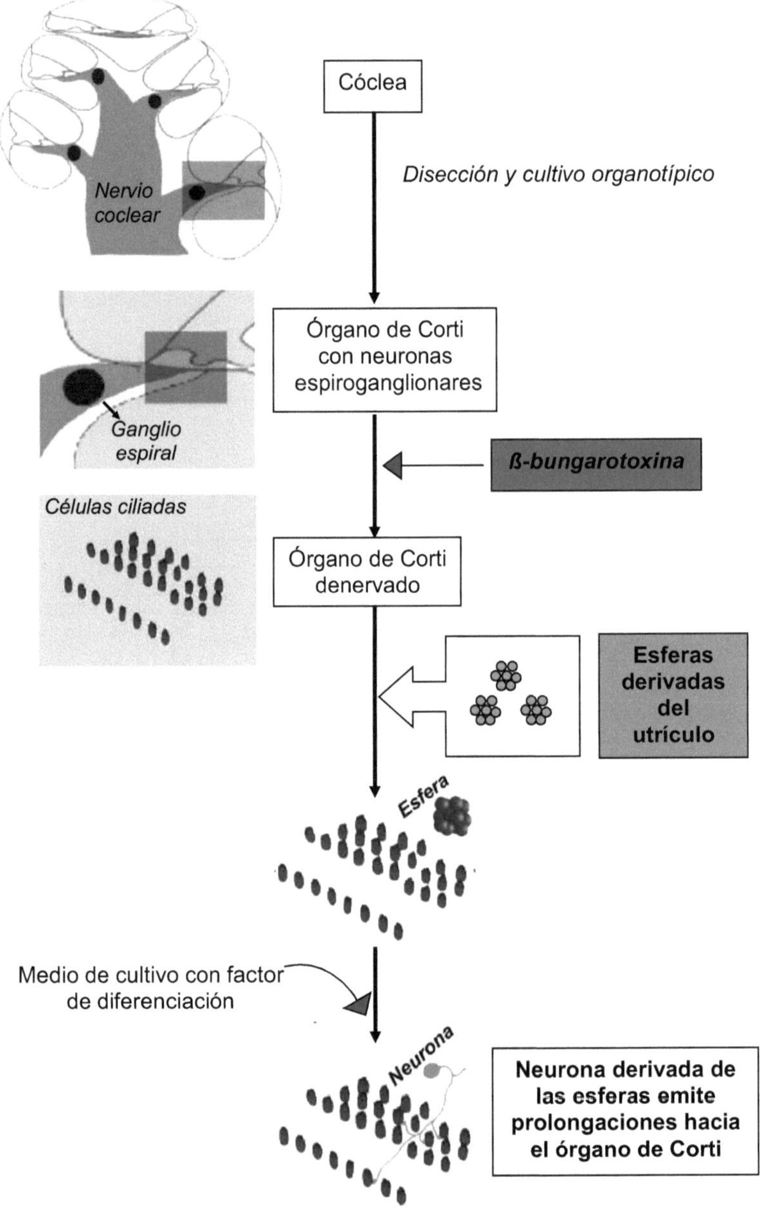

Figura 14. Las esferas con las células madre se transplantan en el órgano de Corti denervado tras la ß-bungarotoxina y se estudia su diferenciación celular y la formación de prolongaciones nerviosas.

Para realizar el trasplante celular in Vitro sobre el explante de órgano de Corti aproximadamente 100 esferas (ver 1. Materiales y métodos) procedentes de células madre proliferativas aisladas del utrículo de ratones C57/BL6, de ratones transgénicos ß-actin-GFP o Thy1-CFP (donantes), se cultivaron junto a los explantes de órgano de Corti (recipiente) en un medio de cultivo formado por 100µl de DMEM con glucosa y F12 (1:1) con N2, B27 (Invitrogen), NT3 (50ng/ml) y BDNF (100ng/ml) en una placa de cultivo (4 well plate) introduciéndose en un incubador celular a 37° C. Los ratones transgénicos ß-actin-GFP expresan una proteína de color verde en todas sus células mientras que los ratones transgénicos Thy1-CFP expresan una proteína de color naranja en las neuronas lo que hace fácil la detección de las células (en el primer caso) o de las neuronas (en el segundo caso) procedentes de estos ratones en estudios de trasplantes celulares. Se añadieron 1µM de ácido retinoico (AR) como factor de diferenciación durante un plazo de 2 días y la duración total del cultivo celular fue de 6-10 días. Tras finalizar el cultivo se estudió la diferenciación celular de las esferas en neuronas y el crecimiento de prolongaciones nerviosas de las células donantes hacia las células ciliadas del órgano de Corti mediante inmunohistoquímica.

4. Inmunohistoquímica.

Las células y los órganos de Corti se fijaron utilizando paraformaldehido al 4% en PBS durante 10 minutos a temperatura ambiente. Tras realizar 3 lavados con PBS de 5 minutos se realizó la permeabilización de los tejidos y el bloqueo de los lugares no específicos de unión de los anticuerpos con una solución de PBT1 (0,1% Triton X-100, 1% BSA y 5% de suero de cabra inactivado con calor en PBS) durante 20

Anticuerpos monoclonales derivados del ratón.	β-III tubulina (TuJ), BromodesoxiUridina (BrdU), Nestina, Tirosina hidroxilasa, 81.5C10 (HB9)
Anticuerpos policlonales derivados del conejo	Miosina VIIa, Musashi-1, periferina, GFAP (Glial Fibrilar Acidic Protein), Sinapsina, Colina acetiltransferasa, GluR2/R3, serotonina, Glutamato, Brn-3a, TrkB
Anticuerpos policlonales derivados del pollo	βIII-tubulina (TuJ)
Anticuerpos policlonales derivados de la cabra	NeuroD, TrkC, Calretinina

minutos. Una vez fijado, bloqueado y permeabilizado el tejido se incubó a 4° C por la noche con anticuerpos primarios en PBT1. La dilución usada fue de 1:1000 para el anticuerpo policlonal derivado del conejo para la miosina VIIa (Proteus Bioscience), 1:500 anticuerpo policlonal derivado del conejo para Musashi-1 (cortesía del Dr. H. Okano, Keio University), 1:500 anticuerpo policlonal derivado del conejo para GFAP (Glial Fibrilar Acidic Protein) (Dako), 1:500 para anticuerpo monoclonal derivado del ratón contra la β-III tubulina (TuJ, MMS-435P; Covance), 1:200 anticuerpo policlonal derivado del pollo para la β-III tubulina (TuJ, Neuromics), 1:500 anticuerpo policlonal derivado del conejo para la sinapsina (Chemicon), 1:500 para anticuerpo monoclonal derivado del ratón contra la Bromodesoxiuridina (Sigma), 1:500 para anticuerpo monoclonal derivado del ratón contra la nestina (Developmental Studies Hybridoma Bank), 1:2000 anticuerpo policlonal derivado del conejo para la colina acetiltransferasa (Abcam), 1:500 para anticuerpo monoclonal derivado del ratón contra la tirosina hidroxilasa (Sigma), 1:500 para anticuerpo monoclonal derivado del ratón contra la 81.5C10 (HB9, Developmental Studies Hybridoma Bank), 1:500 anticuerpo policlonal derivado del conejo para Brn-3a (Sigma), 1:200 anticuerpo policlonal derivado de la cabra para NeuroD (Santa Cruz Biotechnology), 1:500 anticuerpo policlonal derivado de la cabra para TrkC, 1:2000 anticuerpo policlonal derivado del conejo para TrkB (Chemicon), 1:500 anticuerpo policlonal derivado del conejo para el glutamato (Sigma), 1:2000 anticuerpo policlonal derivado de la cabra para calretinina (Chemicon), 1:500 anticuerpo policlonal derivado del conejo para GluR2/R3 (Chemicon), 1:2000 anticuerpo policlonal derivado del conejo para serotonina (5-hydroxytryptamine), 1:500 anticuerpo policlonal Pax2 (Covance), Islet1, 1:500 anticuerpo policlonal derivado del conejo para la periferina (Chemicon).

Los anticuerpos secundarios conjugados Cy5-, TRITC- y FITC- (Jackson ImmunoResearch) se utilizaron para unirse y detectar los anticuerpos primarios. Los núcleos celulares se marcaron con la exposición a 4,6-diamidino-2-fenilindol (DAPI) con Vecta-shield (Vector Laboratories). El inmunomarcado se visualizó con microscopio de fluorescencia (Axioskop 2 Mot Axiocam, Zeiss) o microscopio confocal (TCD, Leica).

Especificidad de los anticuerpos

Marcador de proliferación celular	Bromodesoxiuridina (BrdU), análogo de la timidina que se incorpora en el ADN en las células mitóticamente activas.
Marcadores de desarrollo del oído interno	Pax2, factor de transcripción de placodas sensoriales, marcador de la vesícula ótica. Islet1, marcador del epitelio sensorial en el oído interno y de los progenitores neuronales auditivos y vestibulares.
Marcador de desarrollo neuronal	Nestina, proteína de filamento intermedio expresada en los

	progenitores neuronales del sistema nervioso central y periférico. Brn3a, factor de transcripción expresado en progenitores neuronales de la estirpe sensorial. Periferina, expresado en neuronas sensoriales, motoneuronas y en neuronas auditivas tipo II. Calretinina, expresado en neuronas sensoriales. Musashi1, proteína de unión al ARN asociada con división celular asimétrica. NeuroD, factor de transcripción expresado en la fase terminal de diferenciación neuronal del sistema nervioso central y periférico, se considera un marcador de estirpe sensorial.
Marcadores neuronales	β-III tubulina (TuJ), componente del citoesqueleto neuronal que se polimeriza para formar un microtúbulo. TrkB, TrkC, receptores de membrana de BDNF y de NT3 respectivamente. La coexpresión de estos dos

	marcadores es típica de las neuronas auditivas. GluR2/R3, receptor del neurotransmisor glutamato. Glutamato, se especula que es el neurotransmisor utilizado por las células ciliadas. Tirosina hidroxilasa (TH), cataliza la hidroxilación de L-tirosina a L-dopa para la biosíntesis de catecolaminas, marcador de neuronas catecolaminérgicas (dopamina, norepinefrina y epinefrina). Colina acetiltransferasa (ChAT), enzima que cataliza la síntesis de acetilcolina, marcador de neuronas colinérgicas. 5-hidroxitriptamina (5HT), neurotransmisor inhibidor y hormona del sistema nervioso central y periférico, marcador de neuronas seritoninérgicas. HB9 (marcador de motoneuronas).
Marcadores de sinapsis	Sinapsina, proteína de membrana de vesícula sináptica. SV2, proteína de membrana

	de vesícula sináptica.
Marcadores de células ciliadas del oído interno	Math1, factor de transcripción necesario para la formación de células ciliadas. MiosinaVIIa, proteína estructural de las células ciliadas. PV3, proteína receptora de calcio en las células ciliadas. Brn3.1, factor de transcripción para la formación de células ciliadas. Espin, proteína de unión a la actina en las células ciliadas.
Marcador de células gliales	GFAP (Glial Fibrilar Acidic Protein), filamento intermedio de los astrocitos.

5. Aislamiento del ARN y PCR con transcriptasa inversa.

El ARN se aisló de las esferas procedentes del utrículo y de las esferas diferenciadas, utilizando "RNeasy Mini Kits" (Qiagen) y la enzima transcriptasa inversa en ADNc con "Superscript III" (Invitrogen). El análisis de PCR se realizó utilizando ADNc como molde con los siguientes oligonucleótidos en reacciones PCR (59):

Gliceraldehido3-fosfato deshidrogenasa (GAPDH) sense, AACGGGAAGCCCATCACCATCTT,

GAPDH antisense, CAGCCTTGGCAGCACCAGTGG;

Pax2 sense, CCAAAGTGGTGGACAAGATTGCC,

Pax2 antisense, GGATAGGAAGGACGC TCAAAGAC;

Pax6 sense, AGACTTTAACCAAGGGCGGT,

Pax6 antisense, TAGCCAGGT TGCGAAGAACT;

Sox2 sense, CACCCGGGCCTCAACGCTCACG,

Sox2 antisense, TCCCCTTCTCCAGTTCGCAGTCCA;

Oct4 sense, ATGGCTGGACACCTGGCTTCAG,

Oct4 antisense, TTAACCCCAAAGCTCCAGGTTC;

GATA3 sense, CCTCCGACGGCAGGAGTC,

GATA3, antisense, ACCGTAGCCCTGACGG

AGTTT, Islet1 sense, CCCGGGGGCCACTATTTG,

Islet1 antisense, GTCGGCTGCAGGCTACACA,

NANOG sense, AAGTACCTCAGCCTCCAG,

NANOG antisense, AGAAAGTCCTCCCCGAAG,

Tcl1 sense, TCGGCTGCCTTGGTT,

Tcl1 antisense, ACTGCCTGGCCTCTTGT

Tbx3 sense, CAGCCGCGGTCCCACATCG,

Tbx3 antisense, GGCCGTGCTCCTCCTTGCTCT.

RESULTADOS

1. Denervación de un explante del órgano de Corti.

El órgano de Corti cultivado in Vitro retuvo su estructura anatómica por periodos de hasta 2 semanas Se utilizaron ratones "wild type" (C57BL/6) y transgénicos Math1-nGFP. La inervación de las células ciliadas por las neuronas aferentes permaneció intacta en los estudios de inmunohistoquímica (Fig. 15A).

Al objeto de determinar una concentración óptima para conseguir la eliminación de las neuronas auditivas con la preservación de las células ciliadas se estudiaron diferentes concentraciones de ß-bungarotoxina en el explante de órgano de Corti (Fig. 15C-G). El explante fue tratado con la toxina durante 48 horas. Las células ciliadas supervivientes continuaban expresando fluorescencia verde de nGFP (ratón transgénico Math1-nGFP) y las neuronas supervivientes eran positivas al inmunomarcado con un anticuerpo para la ßIII-tubulina. En estos experimentos se comprobó una inducción de la muerte celular por la toxina de una manera dosis-dependiente. Se observó una mayor resistencia a la toxina en las neuronas del ápex coclear respecto a las de la base coclear. Con la utilización de las dosis mas bajas (0,5 nM) la mayoría de las neuronas de la base coclear fueron destruidas, mientras que las del ápex permanecieron intactas (Fig. 15C). Cuando la concentración se aumentó a 50nM las neuronas en la base de la cóclea fueron completamente eliminadas con neuronas supervivientes en el ápex (Fig. 15D). El tratamiento del órgano de Corti con una concentración de 0,5µM de ß-bungarotoxina eliminó las neuronas auditivas a lo largo de toda la cóclea y no afectó a las células ciliadas (Fig. 15E). En las concentraciones mayores de 1µM las neuronas auditivas fueron eliminadas (Fig. 15F, G) aunque el número de células ciliadas también disminuyó. Las células ciliadas aparecieron intactas con la ausencia de la inervación durante periodos de hasta 2 semanas en cultivos tratados con ß-bungarotoxina. El recuento celular indicó que las neuronas espiroganglionares estaban marcadamente disminuidas incluso a concentraciones de 0,5nM. Las células ciliadas internas eran bastante resistentes a la neurotoxina y estaban ligeramente disminuidas a concentraciones de hasta 2µM. Las células ciliadas externas eran mas sensibles a la acción de la neurotoxina y disminuyeron significativamente (ANOVA, $p<0,01$) a concentraciones de 1µM o mayores de ß-bungarotoxina (Fig. 15I). Una concentración de 0,5µM produjo un órgano de Corti sin cuerpos neuronales ni prolongaciones nerviosas detectables y con una supervivencia completa de las células ciliadas. A esta concentración de 0,5µM la disminución de las neuronas espiroganglionares fue estadísticamente significativa ($p<0,01$; $n=5$). Esta concentración fue la elegida para los experimentos siguientes.

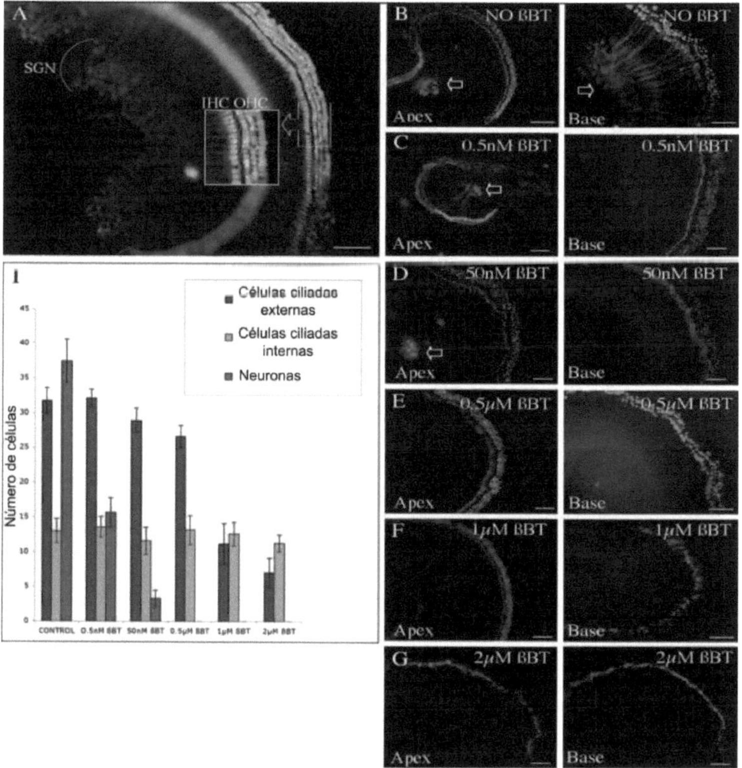

Figura 15. *Efecto dosis dependiente de la ß-bungarotoxina en un explante del órgano de Corti. A. Explante de órgano de Corti de un ratón C57BL/6 tras tres días de cultivo. Las células ciliadas externas (OHC) y las células ciliadas internas (IHC) se visualizaron con un anticuerpo para la parvalbúmina 3 (FITC, mostrado en verde), las neuronas auditivas o espiroganglionares (SGNs) se detectaron con un anticuerpo para la ßIII-tubulina (TRITC, mostrado en rojo). El recuadro muestra una mayor magnificación de las células ciliadas. B. Porción del ápex coclear (izquierda) y base coclear (derecha) de un explante sin tratar, grupo control de un órgano de Corti de*

ratones transgénicos Math1-nGFP. Los núcleos celulares de las células ciliadas se mostraron en fluorescencia verde y las neuronas se estudiaron mediante inmunomarcado con un anticuerpo para la ßIII-tubulina (TRITC, mostrado en rojo). C. Tratamiento durante dos días con ß-BT 0,5nM. D. 50nM. E. 0,5µM. F. 1µM. G. 2µM. La barra de medición en A-G es de 100 µm. I. Cuantificación de las células ciliadas externas (verde oscuro), internas (verde claro) y de las neuronas (rojo) de los explantes de los órganos de Corti tras el cultivo durante 48 horas con diferentes concentraciones de ß-bungarotoxina. Los porcentajes se expresan como el promedio del número de células ± la desviación Standard en 100 µm de longitud de explante.

1.1. Especificidad de la unión de la ß-bungarotoxina a las neuronas auditivas.

La ß-bungarotoxina se une a los canales de potasio en la superficie de las neuronas (60) y desencadena una muerte celular debido al aumento de las concentraciones de Ca++. Para comprobar su especificidad por las neuronas auditivas unimos la neurotoxina con el marcador TRITC y estudiamos su capacidad para unirse a los diferentes tipos celulares en el órgano de Corti. La ß-bungarotoxina marcada con TRITC se unió rápida y específicamente con las neuronas auditivas objetivándose mediante la fluorescencia de los cuerpos neuronales. Con la concentración más baja utilizada, se observó un marcado extenso de los cuerpos neuronales tras 30 min. de cultivo (Fig. 16A, B). Los controles sin la ß-bungarotoxina no mostraron marcado (Fig. 16C, D). Asimismo no se observó la toxina con el marcador en las células ciliadas, células de Schwann o en las células de soporte durante el periodo de cultivo.

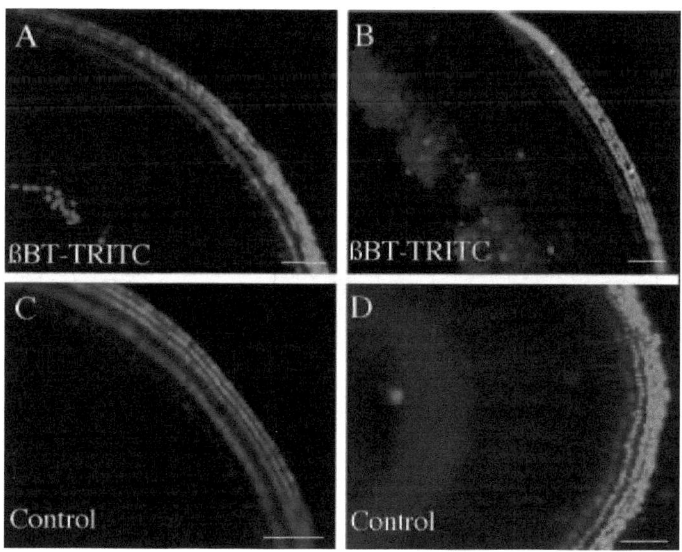

Figura 16. *Unión específica de la ß-bungarotoxina-TRITC a las neuronas auditivas. A, B. Los órganos de Corti de ratones transgénicos Math1-nGFP se trataron con ß-bungarotoxina 50 nM marcada con TRITC (rojo) durante 30 minutos. C, D. Los controles se trataron con medio de cultivo conteniendo TRITC pero sin ß-bungarotoxina. El tejido se fijó sin inmunomarcado en A y C o realizando inmunomarcado con un anticuerpo dirigido a la ßIII-tubulina (Cy5-azul) en B y D. Barra de medición de 100µm.*

1.2. Apoptosis en las neuronas auditivas tras el tratamiento con ß-bungarotoxina.

Para estudiar el mecanismo de muerte celular de las neuronas auditivas en el explante de órgano de Corti tras el tratamiento con 0,5µM de ß-bungarotoxina se realizó el estudio de la apoptosis mediante la técnica de TUNEL. Se observó un marcado intenso de los núcleos apoptóticos en las neuronas (Fig. 17A); las células ciliadas no fueron afectadas por la toxina. En los controles sin la enzima transferasa terminal, no se observó marcado en las células del órgano de Corti. (Fig. 17B). En los controles sin el tratamiento con la ß-bungarotoxina las neuronas no se marcaron con el TUNEL (Fig. 17C).

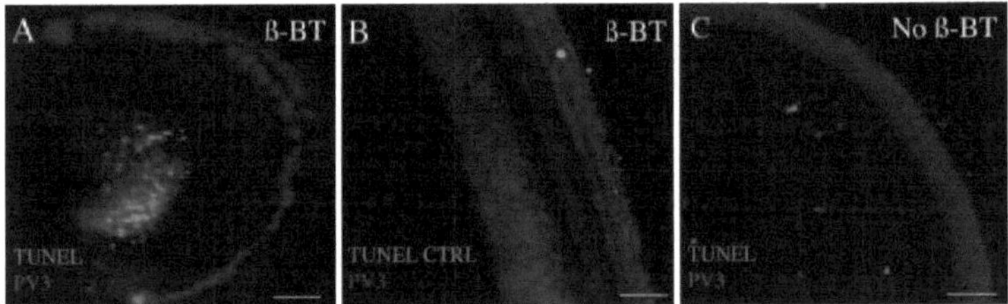

Figura 17. *Estudio de la apoptosis mediante la técnica de TUNEL en los explantes de órgano de Corti tratados con ß-bungarotoxina. A. Tras el tratamiento con ß-bungarotoxina durante 24 horas las neuronas auditivas fueron positivas al marcado con TUNEL (FITC, verde). Las células ciliadas se marcaron con un anticuerpo para la parvalbúmina 3 (Cy5, azul). B. Tras la utilización de la solución control (TUNEL CTRL) en la que falta la enzima deoxinucleotidil*

transferasa no se observa la tinción en las neuronas auditivas. C. Órgano de Corti sin recibir el tratamiento con ß-bungarotoxina y estudiado con el método TUNEL con dUTP (FITC, verde). No hubo tinción de las neuronas auditivas. El tratamiento con ß-bungarotoxina (A) causó la desaparición de las neuronas sin la pérdida de otros tipos celulares del órgano de Corti. Barra de medida de 100µm.

2. Obtención y caracterización de células madre derivadas del oído interno.

2.1. Estudio de la proliferación celular de las células madre.

Las células del utrículo de ratones "wild type" (C57/BL6) y ratones transgénicos Math1-nGFP se disociaron y se cultivaron como células aisladas a baja densidad en un medio de cultivo con factores de crecimiento. Las células que no se adherían a la placa de Petri formaron grupos celulares de forma esférica a los 5-8 días de cultivo. Para determinar si las esferas se generaron por mitosis, se utilizó la 5-bromo-2'-deoxiuridina (BrdU, análogo de la timidina) para marcar las células mitóticamente activas durante el proceso de formación de esferas.

Prácticamente todas las células de las esferas habían replicado el ADN; así el 87,4±5% (n=3) de los núcleos celulares estaban marcados con BrdU (Fig. 18a, b) lo que demostró que las células de las esferas provenían de células proliferativas.

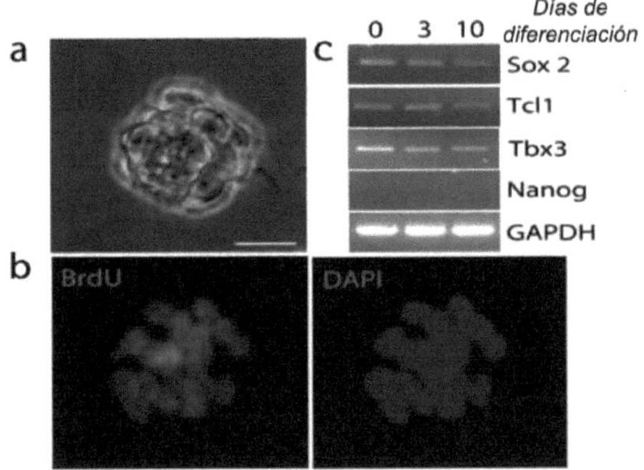

Figura 18: *Estudio de la proliferación celular y de la expresión génica de las esferas procedentes del utrículo del oído interno. a). Una esfera derivada de una célula proliferativa del utrículo flotando en el medio de cultivo previamente a su diferenciación. b). Estudio de la proliferación celular de las esferas mediante inmunomarcado con BrdU. Los núcleos se marcaron con DAPI. c). Expresión génica en las esferas a los 0 días de diferenciación, a los 3 días de diferenciación y a los 10 días de diferenciación mediante PCR con transcriptasa inversa. Barra de medida es de 40 µm.*

Para conseguir la propagación de las células de las esferas se realizó la disociación de las esferas de primera generación y se volvieron a cultivar como células individuales a baja densidad. Se observó que se generaban de nuevo esferas, esta vez de segunda generación, procedentes de las células disociadas. De esta manera, conseguimos expandir los cultivos de las células proliferativas procedentes del oído interno. Además, si utilizamos para los trasplantes celulares las esferas de segunda generación tenemos la seguridad de estar utilizando células con un origen proliferativo.

El estudio del ARN mensajero de las esferas mostró que estas células expresaban Sox2 (Fig. 18c), un marcador observado en células madre adultas y embrionarias. Otros marcadores de células madre embrionarias como Tbx3 y Tcl2 eran expresados. Por el contrario, no se encontró la expresión de NANOG, marcador de células madre embrionarias (Fig.18c).

2.1.1. Formación de esferas en diferentes áreas del oído interno.

Realizamos la disección del utrículo, el sáculo, las ampollas de los canales semicirculares, el órgano de Corti, el ganglio espiral y el ligamento espiral del oído interno de ratones P21 (21 días postnatal). Se formaron esferas de cada grupo tras el cultivo de células individuales a baja densidad. Se encontró una capacidad para formar esferas en todas las estructuras estudiadas del oído interno de los ratones P21 (Fig. 19). El sistema vestibular mostró la más alta capacidad para la formación de esferas; las esferas procedentes de los tejidos cocleares se formaron con menor frecuencia (Fig. 19).

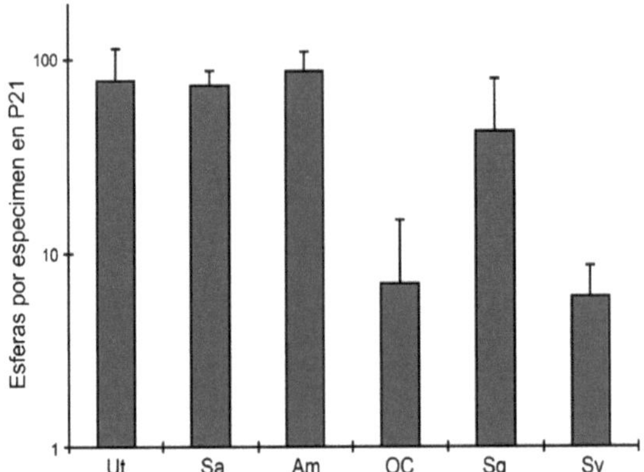

Figura 19. *Número de esferas obtenidas en la disección de diferentes partes del oído interno. Ut (utrículo), Sa (sáculo), Am (ampolla de canal semicircular), OC (órgano de Corti), Sg (tejido espiroganglionar) y Sv (estría vascular). P21 es 21 días postnatal.*

En los tejidos cocleares, encontramos que el órgano de Corti y el tejido espiro-ganglionar dieron lugar a una amplia población de esferas a la edad de P1 y P7 (Fig. 20). Estos tejidos parecen perder la mayoría de su capacidad para generar esferas a partir de la primera semana de edad. La formación de esferas en estos tejidos estaba ausente a la edad P42.

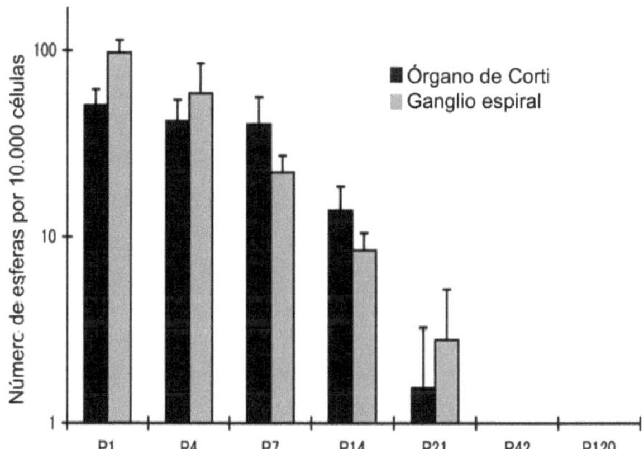

Figura 20. *Disminución en la obtención de esferas en el órgano de Corti y en el ganglio espiral con la edad. A la edad de P42 (42 días postnatal) y posteriores no se obtienen esferas.*

2.2. Estudio de la diferenciación celular de las células madre del oído interno.

2.2.1. Diferenciación en neuronas, células gliales y células ciliadas.

Las células madre derivadas del utrículo se diferenciaron durante 10 días formando neuronas que expresaban ßIII-tubulina (anticuerpo TuJ). Estas neuronas tenían morfologías variadas, incluyendo neuronas bipolares y multipolares (Fig. 21a). Se observaron, además, células gliales las cuales eran positivas para el marcador GFAP (glial fibrilar acidic protein) (Fig. 21a). Cuando las células procedían de ratones transgénicos Math1-nGFP, las células ciliadas en formación (expresan Math1) fueron aparentes por la expresión de la proteína verde de fluorescencia en el núcleo. Las células ciliadas maduras se reconocen por la tinción con un anticuerpo frente a la miosinaVIIa (Fig. 21b). Previamente a la diferenciación de las esferas, no se observó la expresión de ßIII-tubulina, GFAP, Math1 o miosinaVIIa.

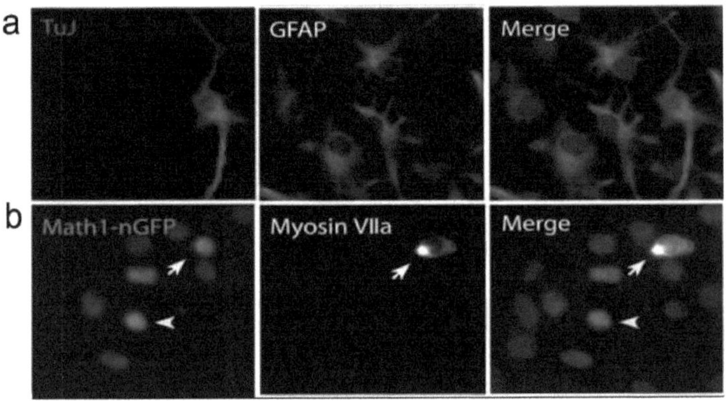

Figura 21. *Las células de las esferas se diferenciaron tras 10 días en cultivo y la retirada de los factores de crecimiento. a). Las neuronas se muestran en rojo (ßIII-tubulina) y las células gliales en blanco (GFAP). b). En ratones transgénicos Math1-nGFP se observó la diferenciaron de las células madre a células ciliadas (cabeza de flecha, verde). Una célula ciliada madura se muestra con el anticuerpo para la miosina VIIa (flecha, blanco) tras 10 días en cultivo. Barra de medida de 40µm.*

Las neuronas identificadas por el marcador neuronal ßIII-tubulina representaron el 5,04±1,2% (n=7) del total de las células diferenciadas procedentes de las esferas del utrículo. El número de neuronas se aumentó con el tratamiento de los cultivos con factores de diferenciación ("ácido retinoico", "noggin" y "sonic hedgehog") (Fig. 22). El porcentaje de neuronas fue mayor con el ácido retinoico, con un 12,87±2,1% (n=7) del total de las células. Tras el tratamiento con "noggin" fue del 6,42±2% (n=7) y tras "sonic hedgehog" del 8,00±2,3% (n=7). El ácido retinoico a una concentración de 1µM tiene un efecto estadísticamente significativo en dirigir la diferenciación celular de las células madre hacia células que expresan ßIII-tubulina ($p<0,05$) comparado con el grupo control sin factores de diferenciación. El número de células positivas al marcador de células ciliadas Math1 fue también mayor ($p<0,05$) tras la utilización del ácido retinoico (9,23±1%, n=7) comparado con el grupo control (5,45±1%, n=7). Tras "sonic hedgehog" fue de 8,89±0,5% (n=7). Tras "noggin" fue de 4,2±0,9% (n=7) (Fig. 22).

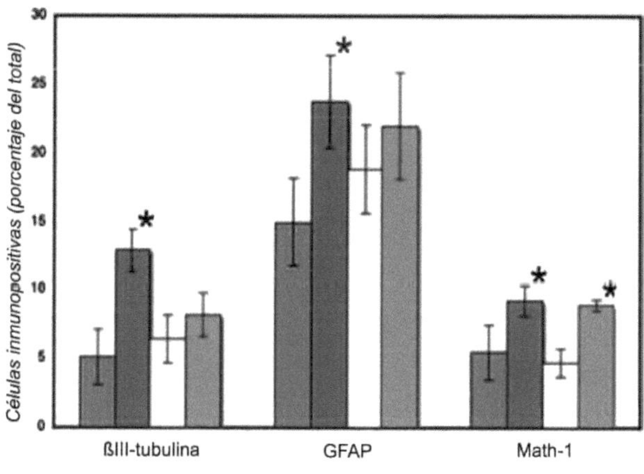

Figura 22: *Porcentaje de neuronas (ßIII-tubulina), células gliales (GFAP) y células ciliadas (Math1) obtenidas tras la utilización de diferentes factores de diferenciación. Las esferas se trataron en un medio de cultivo con ácido retinoico, "noggin" o "sonic hedgehog" durante dos días y se estudiaron mediante inmunocitología tras 10 días de cultivo. Se muestran los resultados de 7 experimentos. Las células se contabilizaron como un porcentaje de células marcadas con DAPI. Las diferencias estadísticamente significativas ($p<0.05$) están marcadas con un asterisco.*

La proporción de células gliales identificadas con el anticuerpo GFAP estuvo también significativamente aumentada en las esferas utriculares tratadas con ácido retinoico ($p<0,05$) (Fig. 22). El número de células por esfera no cambió por el uso del acido retinoico (30±10 células con ácido retinoico y 33±12 sin ácido retinoico), determinadas por el marcado con DAPI.

2.2.2. La diferenciación de las células madre comparte el programa neurogénico de los progenitores neuronales in vivo.

Las esferas procedentes del utrículo se examinaron tras 3 días de diferenciación observándose marcadores de progenitores neuronales (Fig. 23 y 24).

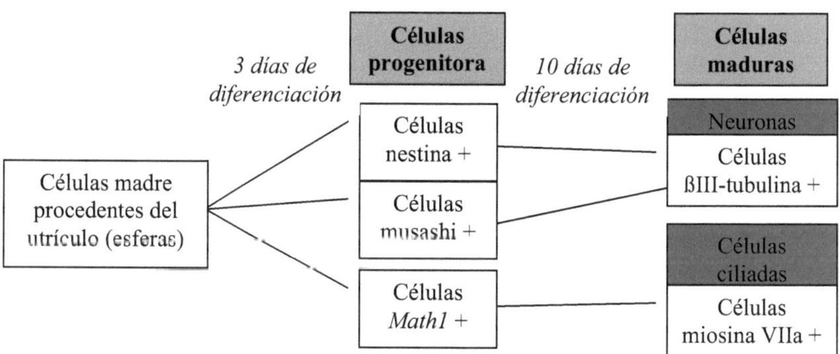

Figura 23. Expresión de diferentes marcadores en las células progenitoras y en las células maduras que forman neuronas o células ciliadas.

Las células madre del utrículo diferenciadas con ácido retinoico mostró fases de diferenciación hacia un destino neural: 23,64±4% (n=3) de las células fueron positivas a la nestina, 21,10±3% (n=3) fueron positivas al Musashi. Las células que se diferencian en células ciliadas expresaban Math1 y eran el 3,02±1% de las totales (Fig. 24).

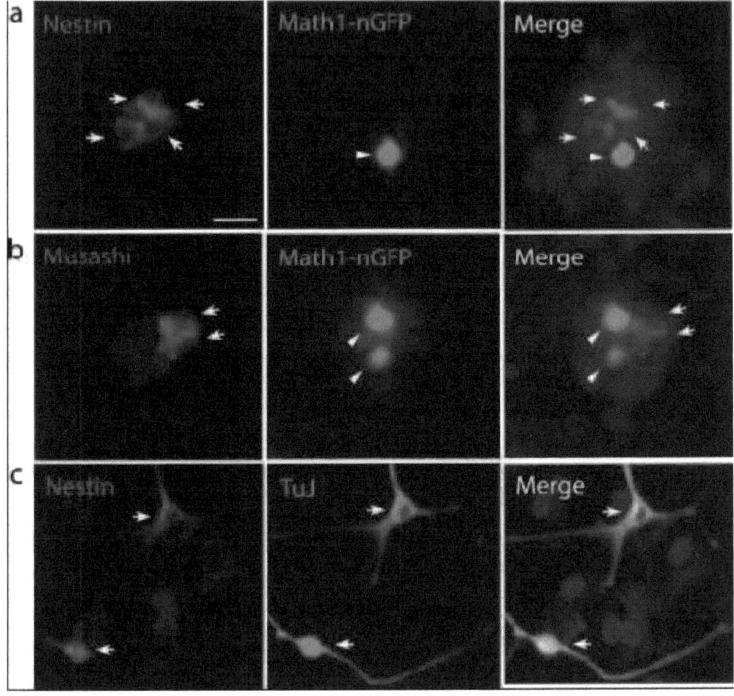

Figura 24: *Expresión de marcadores de progenitores neuronales en las esferas procedentes del utrículo tratadas con ácido retinoico y cultivadas durante 3 días. a) Los progenitores neuronales eran positivos a la nestina (rojo, flechas); las células ciliadas se detectaron mediante la expresión de Math1-nGFP (verde, cabeza de flecha). La expresión de la nestina y de Math1 se produjo en células diferentes. b). Una esfera con células positivas al anticuerpo Musashi (flechas, rojo), las células ciliadas se detectaron mediante la expresión de Math1-nGFP (verde, cabeza de flecha). c). Las células positivas al anticuerpo Nestina (flechas, rojo) expresan también ßIII-tubulina (anticuerpo TuJ), sugiriendo que la nestina es expresada en*

neuronas en proceso de diferenciación. Barra de medida de 40 µm.

Las células positivas al gen Math1 se encontraban en regiones de las esferas diferentes a las células que expresaban nestina (Fig. 20a); no se encontraron células que expresaran nestina o Musashi que a su vez expresaran Math1 tras la diferenciación de las esferas durante tres días (n=5). A diferencia de las células que expresan Math1, las células que expresan ßIII-tubulina fueron positivas para nestina: 97,01±12% (n=4) de las células positivas a ßIII-tubulina expresaban nestina a los tres días de diferenciación (Fig. 24c) sugiriendo que las células que expresan nestina en las esferas se convierten en neuronas.

Los marcadores tempranos del desarrollo del oído interno, Pax2 y Islet1 (55, 61, 62, 63, 64) también fueron detectados en las esferas diferenciadas durante tres días (Fig. 25a,b). Al igual que la expresión en diferentes células de nestina y Math1, las células positivas a Math1 o a Pax2 se distribuyeron en diferentes áreas dentro de las esferas y no coincidía su expresión en la misma célula. Esto sugiere una posible especificación de las células positivas a Pax2 para la diferenciación hacia una estirpe neuronal. Un patrón similar se observó en la expresión de Islet1 (Fig. 25b). Las células progenitoras en las esferas tratadas con ácido retinoico también expresaban Brn3a, un marcador de un fenotipo neuronal sensorial (Fig. 25c). La expresión de Brn3a se encontró en las células que eran positivas a nestina: tras tres días de diferenciación se encontraron que el 85±10% (n=5) de las células que expresaban nestina también expresaban Brn3a (Fig. 25c), mientras que las células que expresaban Math1 no eran positivas a Brn3a. Como la expresión de Brn3a es necesaria para el desarrollo de las neuronas sensoriales y es una expresión limitada a las neuronas, el inmunomarcado doble confirma que las células positivas a nestina son progenitores neuronales. Pax2 y Islet1 también eran expresados en las células madre en proceso de diferenciación (Fig. 26c). También hubo expresión de GATA3, marcador de neuronas espiroganglionares (53, 62, 63) y de Phox2b, un marcador de neuronas autonómicas en los progenitores de la cresta neural (45, 65). Tras el tratamiento con el ácido retinoico no se apreciaron cambios en la expresión de Islet1, Phox2b (Fig. 26c). Con el ácido retinoico la expresión de Pax2 se elevaba a los 3 días de tratamiento, mientras que la de Pax6 disminuía. No ocurría este cambio en la expresión sin el ácido retinoico (Fig. 26c). Pax2 es expresado en la placoda y en la vesícula ótica (61, 62, 63, 64), por lo que el ácido retinoico favorece la diferenciación celular hacia un fenotipo ótico.

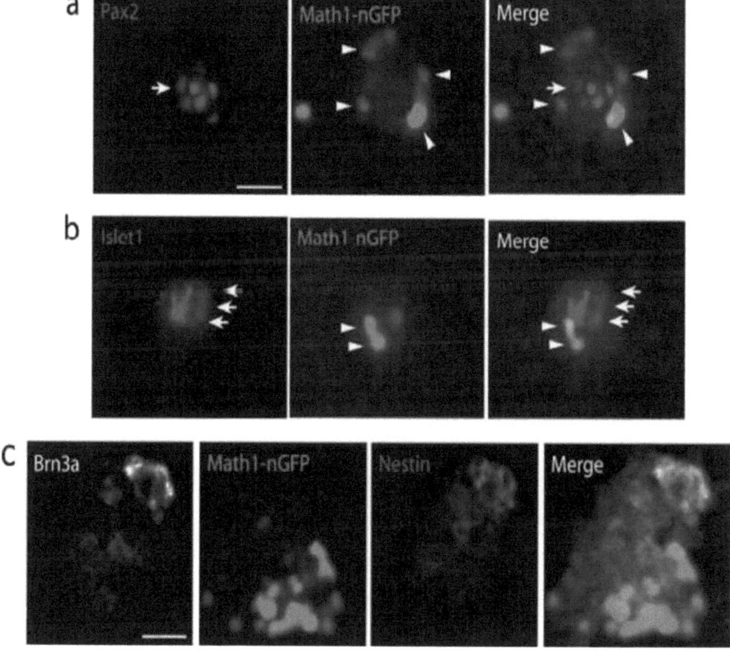

Figura 25. *Expresión de marcadores de progenitores neuronales de estirpe sensorial y de células ciliadas tras tratamiento de las esferas con ácido retinoico durante 3 días. a). Células positivas a Math1 (cabeza de flecha, verde) y Pax2 (flecha, rojo). No hubo células que expresaran los dos marcadores a la vez y las células se distribuyeron en diferentes áreas. b). Células positivas a Islet1 (flechas, rojo) y Math1 (cabeza de flecha, rojo). Tampoco hubo coexpresión de los dos marcadores. c). Las células que eran positivas a la nestina también expresaban Brn3a y estas células estaban separadas de las células que expresaban Math1. Barra de medida es de 40 µm (a, b) y 60 µm (c).*

El examen de la secuencia temporal de la

expresión de marcadores indicó que la nestina y Musashi (marcadores de progenitores neuronales) eran expresados a una intensidad mayor al tercer día de la diferenciación que en el primer día. Al décimo día, cuando la diferenciación celular era más avanzada, la expresión de células progenitoras disminuía (Fig. 26a). Los marcadores ßIII-tubulina y Math1 aumentaron su expresión significativamente al décimo día sugiriendo la formación de neuronas y de células ciliadas en las esferas (Fig. 26a). La división celular en las esferas en proceso de diferenciación disminuyó en el tiempo (Fig. 26b) siendo prácticamente ausente a los 10 días. La expresión de marcadores de la estirpe sensorial, Islet1 y Pax2 (61, 64, 66) aumentó significativamente al tercer día de diferenciación de las esferas con el ácido retinoico (Fig. 26a).

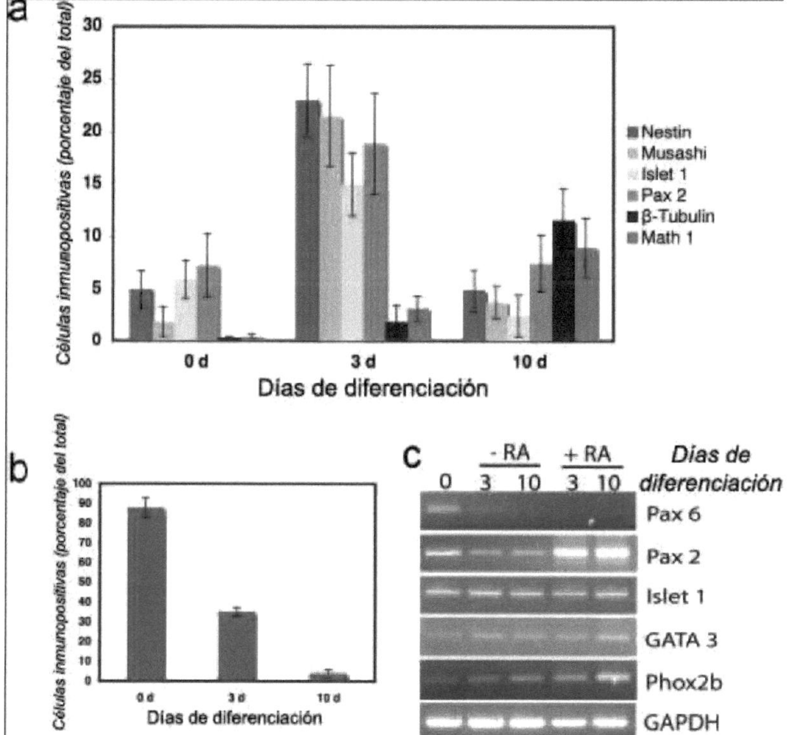

Figura 26. *Expresión de los marcadores de progenitores neuronales en células madre diferenciadas del oído interno. a). Secuencia temporal de la expresión de los marcadores de progenitores neuronales (nestin y musashi), marcadores de progenitores neuronales sensoriales (Islet1 y Pax2) y marcadores de neuronas (β-III tubulina) y de células ciliadas (Math1) en esferas indiferenciadas (0 días) y en células diferenciadas (3 días y 10 días). b). La incorporación de BrdU en los días 0, 3 y 10 demuestra que la proliferación celular disminuyó cuando la diferenciación celular comenzaba (3 días). c). PCR con transcriptasa inversa demuestra que Pax6, Pax2, Islet1, GATA3 y*

Phox2b eran expresados en las esferas.

2.3. Estudio de la funcionalidad de las neuronas obtenidas de la diferenciación de las células madre.

El requerimiento básico de una neurona funcional es la presencia, a través de su membrana, de corrientes de Na+ sensibles a la tetrodotoxina (TTX) y de corrientes de potasio activadas de alto voltaje. Estas dos corrientes son necesarias para la generación de potenciales de acción. Se realizaron estudios de "patch-clamp" en las células madre diferenciadas con ácido retinoico. Para las grabaciones se eligieron, bajo microscopio óptico, las células con un fenotipo neuronal (morfología redonda u ovoidea en el cuerpo celular y con prolongaciones largas y finas). Los potenciales de membrana de reposo detectados fueron de -43± 18 mV (n=27). Para las relaciones entre corriente y voltaje, partiendo de un potencial mantenido en -84mV, se aplicaron pulsos de voltaje en incrementos de 10mV desde -104 a 36 mV, durante 40ms cada segundo. Todas las células estudiadas (41/41) mostraron una corriente de potasio de alto voltaje con un umbral a -40±8 mV (Fig. 27b). Tres células (3/41) mostraron además una corriente de potasio de bajo voltaje con un umbral a -54 mV. En el 41% de las células estudiadas (17/41), se encontraron una corriente hacia el interior celular rápidamente activadora y, posteriormente, una corriente desactivadora; con un promedio máximo de 620±674 pA y un umbral a -35±9 mV. Esta corriente se bloqueaba de una manera rápida y reversible con tetradotoxina (TTX) 1µM, un bloqueante selectivo de los canales de Na+ voltaje dependientes (7/7) (Fig. 27c). Como respuesta a las corrientes despolarizantes (10 a 120 pA en incrementos de 10mV, durante 200ms), 4 de 10 células con corrientes de Na+ voltaje dependientes (INa) eran capaces de tener potenciales de acción (Fig. 27e). En 3 de estas células, una corriente negativa se inyectó antes de la despolarización para eliminar la inactivación de los canales de Na+.

Se comprobó si la aparición de INa se correlacionaba con la expresión del marcador neuronal ßIII-tubulina. Las células fueron infiltradas con un marcador fluorescente Alexa Fluor® 568 durante el periodo de las grabaciones. Tras la fijación del tejido se estudió la inmunoreactividad para la ßIII-tubulina. Un total de 10 de las 11 células positivas a INa eran positivas a la ßIII-tubulina (Fig. 27h) mientras que solamente 4 de 11 células negativas a INa eran positivas a la ßIII-tubulina, mostrando una correlación entre estas dos características neuronales (test de Fischer, p=0,024). Las 4 células con INa aparentemente negativas y positivas a la ßIII-tubulina podrían también tener pequeñas corrientes de Na+ imperceptibles debido a unas corrientes de K+ mucho más grandes.

Para comprobar las diferencias y similitudes entre las neuronas diferenciadas de las células madre y las neuronas auditivas realizamos grabaciones de neuronas auditivas (P1-3) cultivadas en las mismas condiciones. Los potenciales de membrana fueron de -42 ± 8mV. El 100% (19/19) de las neuronas auditivas cultivadas tenían corrientes de potasio activadas con alto voltaje (Fig. 27a), 2 de las 19 células expresaban corrientes de potasio de bajo voltaje y 1 de la 19 células una corriente activada con la hiperpolarización. El 63% de las neuronas auditivas tenían corrientes de Na+ con un promedio de 1064 ± 1322 pA (n=12). Todas las células marcadas con Alexa Fluor® 568 eran positivas a la ßIII-tubulina (13/13), incluyendo tres células INa-negativas (Fig. 27g).

Se comprobó si las células diferenciadas de las células madre respondían electrofisiológicamente al glutamato (neurotransmisor en la sinapsis célula ciliada-neurona auditiva). La aplicación de dicho neurotransmisor (0,1-1 mM) produjo corrientes hacia el interior de la célula en las células madre diferenciadas (13/25; 33±29 pA) (Fig. 27f) y en las neuronas auditivas aisladas del tejido espiroganglionar (4/8; 14±8 pA). La respuesta se inhibía con el bloqueador específico del receptor AMPA, CNQX (10µM) (5/5 en células diferenciadas de las células madre) y revertía en un caso.

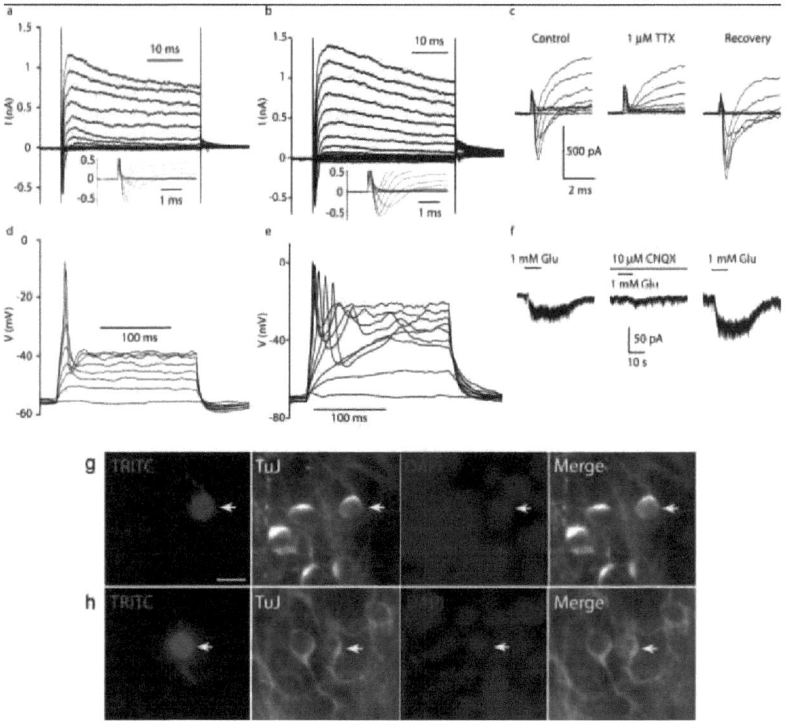

Figura 27. *Las células diferenciadas de las células madre tenían características eléctricas de neuronas. a) Relación intensidad (I)-voltaje (V) en una neurona espiroganglionar. b) Relación intensidad (I)-voltaje (V) en una célula madre diferenciada. Se realizaron aumentos de 10mV de potencial desde -104 a +36 mV. Una corriente lenta inactivadora hacia el exterior celular y una corriente rápida activadora o inactivadora hacia el interior celular se observó a 34 mV o más (se muestran cambios del voltaje de -84 a +16 mV). c) La corriente hacia el interior celular en las células madre diferenciadas se inhibía de una manera reversible por 1 µM de tetrodotoxina indicando que es una corriente de Na+ voltaje dependiente*

(INa). d). Cuando se controla la corriente (I), las inyecciones de corrientes despolarizantes (10-120 pA en incrementos de 10pA) produjeron potenciales de acción en neuronas auditivas y en células madre diferenciadas (e). f) La respuesta de una célula madre diferenciada al glutamato era bloqueada reversiblemente por 10 µM de CNQX. g) Inmunomarcado de una neurona espiroganglionar a la que se realizó electrofisiología y de un célula madre diferenciada (h) por Alexa Fluor 568 (inyectado tras la grabación) y ßIII-tubulina. De izquierda a derecha: Alexa Fluor 568, ßIII-tubulina, DAPI, y la superposición. Las flechas señalan las células grabadas. Barras de medida de 25 µm.

Nuestros resultados muestran, en definitiva, que las características electrofisiológicas de las células madre diferenciadas y de las neuronas auditivas cultivadas eran muy similares.

3. Trasplante celular en el explante del órgano de Corti denervado tras la neurotoxina.

3.1. Trasplante de neuronas auditivas.

La destrucción de las neuronas y la supervivencia de las células ciliadas en el explante del órgano de Corti tras el tratamiento con β-bungarotoxina nos permitieron el estudio de la reinervación de las células ciliadas por neuronas auditivas trasplantadas. El tejido espiroganglionar de ratones P1 se cultivó en la proximidad del órgano de Corti que se había tratado con β-bungarotoxina. Las neuronas enviaron nuevas prolongaciones que crecieron hacia las células ciliadas (Fig. 28A). Cuando se realizó la disociación de las neuronas espiroganglionares y se transplantaron in Vitro como células únicas al órgano de Corti denervado tratado con ß-bungarotoxina, también se observó el crecimiento de prolongaciones nerviosas hacia las células ciliadas. Estas prolongaciones desarrollaron botones terminales una vez que establecieron el contacto con las células ciliadas (Fig. 28B). Se encontraron aproximadamente 50 neuronas en cada trasplante de un oído de un ratón donante. Estas neuronas establecían un promedio de 10 contactos con las células ciliadas (n=34). En el caso de utilizarse ratones transgénicos Thy1-CFP, también se encontraron conexiones similares entre las neuronas donantes y las células ciliadas. En estos ratones transgénicos el marcado de las neuronas con CFP (Cyan Fluorecence Protein) y con el anticuerpo neuronal TuJ mostró que las neuronas procedían del ratón donante (Fig. 28C).

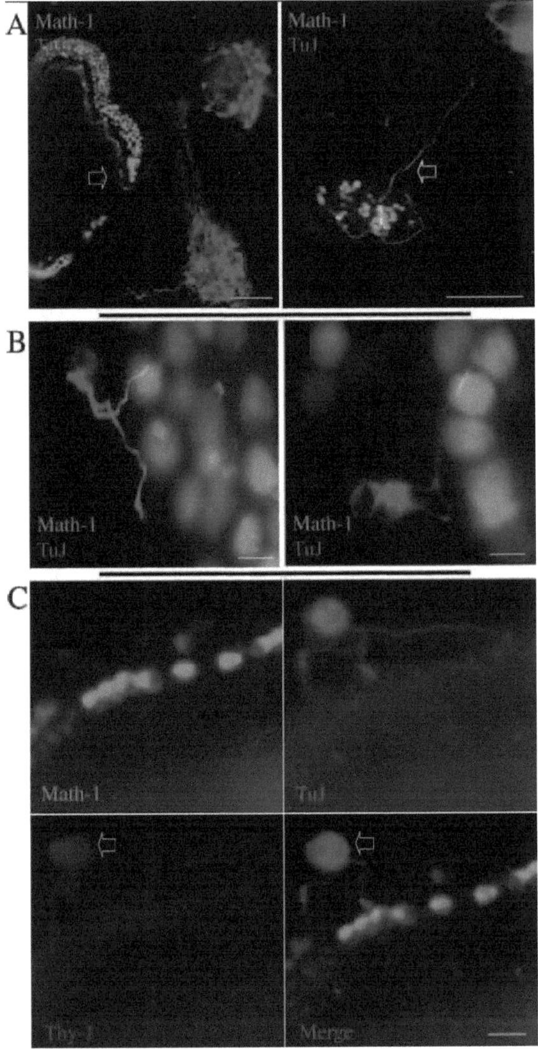

Figura 28. *Trasplante in Vitro de neuronas auditivas en el órgano de Corti denervado tras ß-bungarotoxina. El órgano de Corti de los ratones transgénicos Math1-nGFP fue tratado con ß-bungarotoxina 0,5µM durante dos días, posteriormente se añadió el tejido espiroganglionar procedente de un ratón "wild type" C57BL/6 (A, B, C) y se cultivó*

durante 24 horas.

A) Izquierda: las neuronas espiroganglionares (rojo, ßIII-tubulina) extendieron prolongaciones hacia el órgano de Corti (flecha, en verde las células ciliadas por la expresión de Math1-nGFP). Derecha: algunas prolongaciones de las neuronas espiroganglionares (flecha) realizaron contactos.

B) Izquierda: una neurona espiroganglionar envía prolongaciones hacia el órgano de Corti donde contacta con las células ciliadas. Derecha: una neurita de una neurona espiroganglionar desarrolla un botón terminal en el punto de contacto con la célula ciliada.

c) Cuando se añadió tejido espiroganglionar disociado procedente de ratones transgénicos Thy1-CFP la expresión de la proteína CFP (azul) permitió el detectar las neuronas trasplantadas. Las flechas muestran una neurona procedente del ratón transgénico Thy1-CFP (marcada con ßIII-tubulina-rojo y CFP-azul) cuyas prolongaciones establecen contactos con las células ciliadas (verde). Barras son de 100µm. en (A); 15µm en (B); 20µm en (C).

La presencia de proteínas sinápticas en los contactos entre las neuronas auditivas trasplantadas y las células ciliadas se estudió mediante el anticuerpo específico para la sinapsina (Fig. 29). Las neuronas que enviaron prolongaciones hacia el órgano de Corti tenían botones terminales positivos a la sinapsina en los puntos de contacto con las células ciliadas, indicando la presencia de las vesículas sinápticas en el espacio presináptico (Fig. 29C). El inmunomarcado se localizaba en los botones terminales de las neuronas (Fig. 29D). Algunas de las prolongaciones se ramificaban y había un claro crecimiento direccional de estas ramificaciones hacia las células ciliadas individuales. Se observó que los contactos de las neuronas trasplantadas con las células ciliadas externas eran múltiples y con diversas ramificaciones de las prolongaciones terminales. Sin embargo, los contactos con las células ciliadas internas eran únicos y sin ramificaciones en las prolongaciones terminales. Este patrón de inervación cumple una de las básicas diferencias entre la inervación normal aferente de células ciliadas internas y externas por neuronas auditivas tipo I y tipo II, respectivamente (Berglund and Ryugo, 1987).

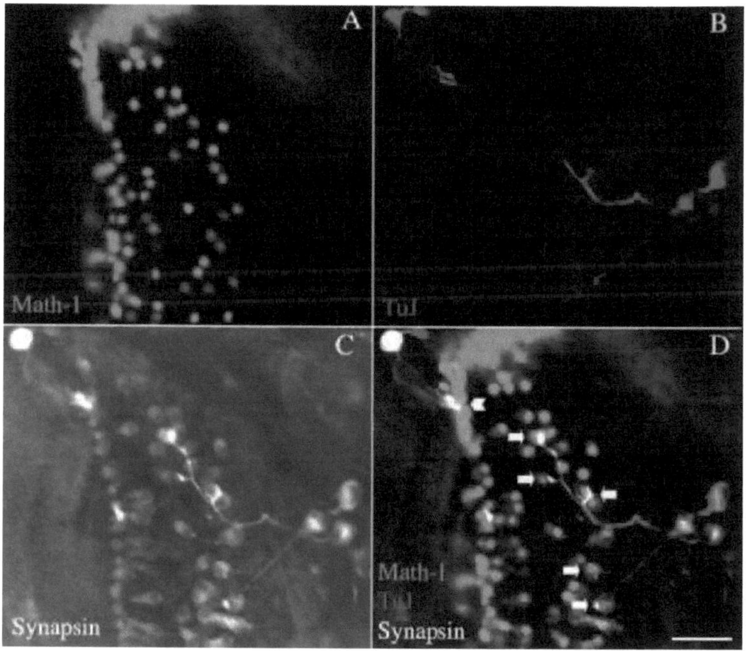

Figura 29. *Expresión de un marcador sináptico en los puntos de contacto entre las neuronas auditivas trasplantadas y las células ciliadas en un explante de órgano de Corti denervado. a) Órgano de Corti de un ratón transgénico Math1-nGFP tratado con ß-bungarotoxina 0,5µM durante 2 días. Las células ciliadas se observan en verde (Math1-nGFP). b) Tras el trasplante celular in Vitro se observan neuronas auditivas procedentes del tejido espiroganglionar de un ratón C57/BL6. Neuronas trasplantadas on rojo (ßIII-tubulina). c) Expresión de la proteína sináptica sinapsina (blanco) en los puntos de contacto entre las prolongaciones nerviosas y las células ciliadas. d) Imagen superpuesta. Las neuronas hicieron varios contactos con las células ciliadas externas (flechas), mientras que hubo contactos*

únicos con las células ciliadas internas (cabeza de flecha). Barra de medida es de 30µm.

3.2. Trasplante de células madre del oído interno.

Realizamos un cultivo del explante del órgano de Corti denervado tras la ß-bungarotoxina con las células madre procedentes del oído interno (Fig. 30a). Las neuronas diferenciadas de las esferas enviaban prolongaciones que eran atraídas hacia el órgano de Corti en nuestros cultivos (Fig. 30b). Estas neuritas se ramificaban y contactaban con múltiples células ciliadas externas. Los contactos se realizaban principalmente en la base de dichas células (Fig. 30b).

Para poder asegurar el origen de las neuronas donantes, las células madre se marcaron con bromodesoxiuridina (BrdU, marcador mitótico) previamente a su trasplante. De esta manera, las células proliferativas de las esferas incorporaban la BrdU, lo cual hace posible su identificación en la inmunocitología. Las células marcadas con BrdU, una vez trasplantadas, hicieron contacto con las células ciliadas del órgano de Corti (Fig. 30c). Cuando se utilizaron células madre aisladas del oído interno de ratones transgénicos Thy1-CFP también se diferenciaron en neuronas que enviaban ramificaciones en la dirección de las células ciliadas donde establecieron contactos con las células ciliadas (Fig. 30d).

Aproximadamente un total de 25 neuronas positivas a la ßIII-tubulina se diferenciaron por cada 100 esferas cultivadas. Estas neuronas establecieron un promedio de 10 contactos con las células ciliadas tanto internas como externas (n=12).

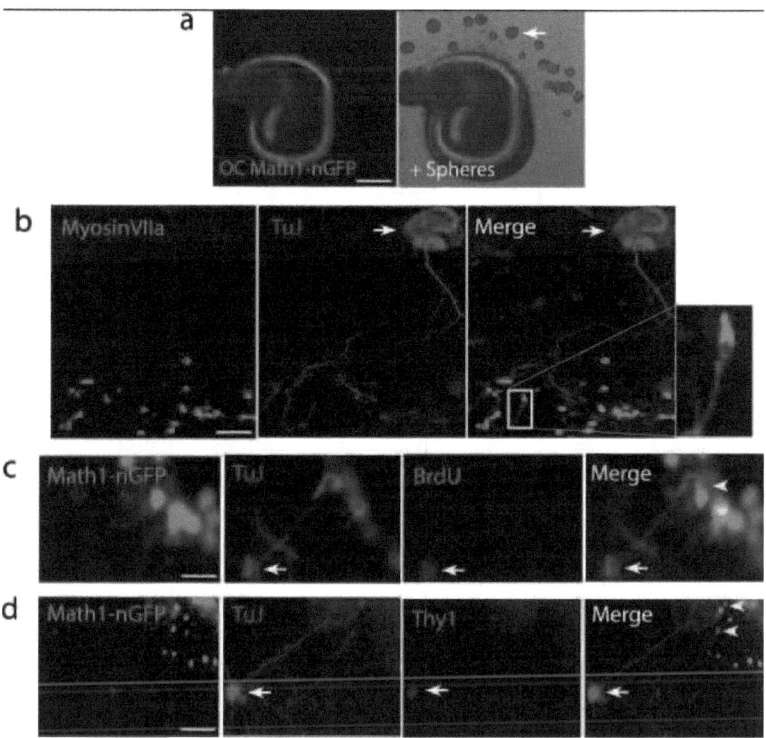

Figura 30. *Reinervación del órgano de Corti por las células madre del oído interno diferenciadas en neuronas. a). Esferas cultivadas en proximidad al explante del órgano de Corti denervado por la ß-bungarotoxina (la flecha señala la localización de una esfera). Las células ciliadas se muestran en verde (GFP). b). Tras 4-5 días es posible observar neuronas en el interior de las esferas que emiten prolongaciones y contactan con las células ciliadas*

(la flecha señala la localización de la esfera). c). Las células madre donantes fueron identificadas por la expresión del marcador mitótico BrdU previamente a su trasplante (flecha). La punta de flecha indica el contacto entre la neurona y la célula ciliada. d). Las células madre diferenciadas de ratones Thy1-CFP emitían prolongaciones hacia las células ciliadas. La punta de flecha indica los puntos de contacto. TuJ, anticuerpo con especificidad hacia la ßIII-tubulina (marcador neuronal). Barras de medida son de 150 µm (a), 60 µm (b, d) y 20 µm (c).

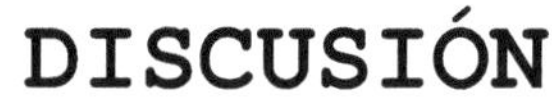

DISCUSIÓN

1. Evolución histórica de la corrección de la hipoacusia neurosensorial.

Uno de los grandes retos en la investigación de la patología del oído interno es encontrar un tratamiento para la sordera neurosensorial. Durante mucho tiempo, se ha intentado corregir la hipoacusia mediante el empleo de numerosos artefactos cuya función consistía en intensificar la señal acústica (Fig. 31). Estos aparatos actuaban sobre los restos funcionales de un órgano deteriorado morfológicamente por la enfermedad.

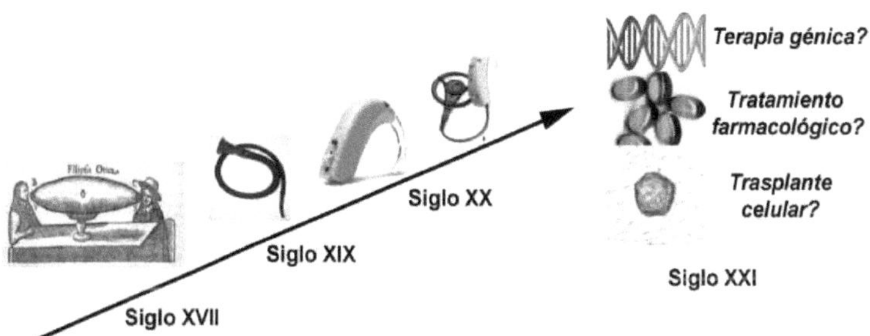

***Figura* 31.** *Evolución de la corrección de la hipoacusia neurosensorial. En el siglo XVII-XIX se utilizaban amplificadores mecánicos, en el siglo XX se utilizan las prótesis auditivas electrónicas y el implante coclear. Posible tratamiento de la hipoacusia neurosensorial en el siglo XXI mediante terapia génica, tratamiento farmacológico o trasplante celular.*

Durante la primera parte del siglo XX los avances logrados en la investigación de la electricidad y su aplicación en la medicina hizo que surgieran las primeras prótesis auditivas electrónicas. En el año 1953 Djourno y Eyries realizaron la primera inserción de un implante coclear en un paciente intervenido de un colesteatoma que había erosionado el laberinto (67). Posteriormente House, Michelson y Doyle perfeccionaron las aplicaciones clínicas de la estimulación eléctrica del nervio auditivo y empezaron a plantear la importancia de la inserción del implante coclear temprana debido a la mayor conservación de las neuronas auditivas (68, 69, 70).

Sin embargo, hasta el último tercio del siglo XX, no se plantea la posibilidad de revertir las lesiones cocleares como tratamiento del deterioro del oído interno. Así, en el año 1979, con el conocimiento de la sordera de causa inmunológica, McCabe realiza un tratamiento de la hipoacusia neurosensorial inmunológica con ciclofosfamida y corticoides (71). Posteriormente numerosos estudios experimentales y clínicos intentaron unificar criterios acerca de esta entidad (72).

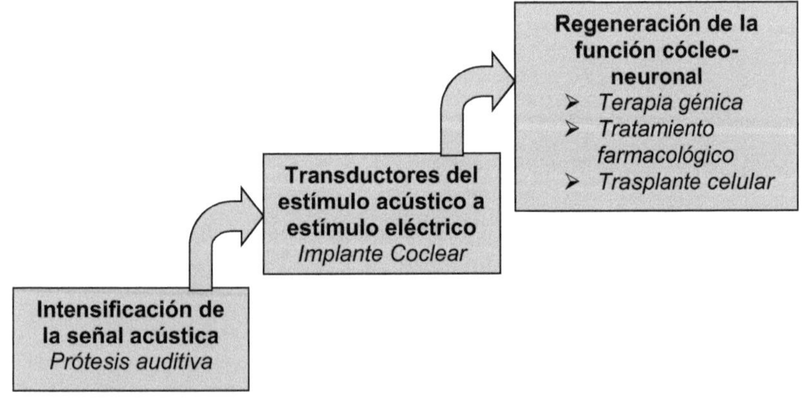

__Figura 32__. Evolución de las estrategias para el tratamiento de la hipoacusia neurosensorial.

La otología, a pesar de sus intentos por la búsqueda de tratamientos de la hipoacusia neurosensorial, continúa en la época de descripción de los fundamentos patológicos de diferentes enfermedades de la cóclea. En los últimos años se están descubriendo nuevas alteraciones genéticas y degenerativas celulares que afectan a la función coclear, dando mayor importancia a otros tipos celulares de la cóclea, como por ejemplo las células de soporte (73, 74). Además, la observación de fenómenos apoptóticos en las células de la cóclea abre la opción de evitar dicha apoptosis con antioxidantes y terapia antiapoptótica (75). En el caso de una lesión irreversible de la cóclea el tratamiento ideal en el futuro buscaría la regeneración celular mediante la estimulación de la diferenciación celular de los restos celulares cocleares o mediante el trasplante de células progenitoras.

2. Estado actual de la corrección de la hipoacusia neurosensorial.

Actualmente es posible mejorar la calidad de vida y la inteligibilidad de algunos pacientes con hipoacusia neurosensorial gracias a las prótesis auditivas. Los avances tecnológicos han aumentado la versatilidad y la capacidad de intensificación del sonido de estas prótesis. Sin embargo, continúan sin ser útiles en bastantes casos de hipoacusia neurosensorial. También suponen un importante gasto económico para el paciente y, además, un número grande de los usuarios son personas mayores con dificultades para el manejo de las prótesis. El implante coclear consiste en otra modalidad de tratamiento en el que se convierte la vibración sonora en una señal eléctrica. Esta nueva señal se transmite a las neuronas aferentes residuales de la cóclea que se encargan de, a través de diferentes estaciones sinápticas, alcanzar los centros auditivos del sistema nervioso central. La implantación de esta tecnología requiere un tratamiento quirúrgico con la apertura del oído interno y la inserción de un electrodo. A pesar de los avances y del aumento de éxitos aún existen numerosos factores desconocidos que influyen en los resultados del implante por lo que el grado de éxito no es predecible. La población neuronal y el estado del nervio auditivo influyen en el resultado del implante coclear, particularmente en la capacidad de inteligibilidad y comprensión verbal tras la implantación protésica. En nuestro estudio creamos un modelo experimental de pérdida neuronal en el órgano de Corti para estudiar la regeneración celular de la población neuronal.

3. Importancia de la población neuronal en el nervio auditivo.

La mayoría de los estudios de hueso temporal en casos de hipoacusia neurosensorial profunda revelan una supervivencia importante de la población de neuronas espiroganglionares. Aunque la supervivencia neuronal varía con la etiología, los estudios histológicos han mostrado que el porcentaje de supervivencia neuronal ronda entre un amplio margen del 10 al 70% del número normal de entre 35.000-40.000 neuronas aferentes cocleares. Estas neuronas supervivientes normalmente están distribuidas a lo largo de las espiras cocleares (76, 77, 78). La supervivencia neuronal tiende a ser mayor en hipoacusias provocadas por ototóxicos y menor en casos de hipoacusias provocadas por infecciones bacterianas. La pérdida neuronal en una persona sana ocurre en un número de unas 2.000 neuronas perdidas por década debido a cambios degenerativos únicamente. En los casos de hipoacusia profunda, pacientes ancianos y en hipoacusias de larga evolución se producen pérdidas mayores en la población de neuronas espiroganglionares (77). La importancia del tamaño de la población celular del ganglio espiral no está aún definida debido a que no existe un clara relación entre la etiología de la hipoacusia y el éxito en la inteligibilidad verbal con un implante coclear (79). Además, la evidencia de la presencia de la población neuronal se basa en estudios con microscopio óptica, la cual suministra solamente una muy limitada información de la funcionalidad de las neuronas auditivas. Otras características de las neuronas como el estado de las prolongaciones periféricas, la mielinización y la existencia de axones no son estudiadas en las muestras de hueso temporal observadas mediante microscopio óptica.

El número mínimo de neuronas aferentes necesarias para conseguir una buena inteligibilidad ha sido estudiado en diferentes artículos en los cuales se ha hallado una correlación entre los resultados en la audiometría verbal y las reservas neuronales. Aproximadamente entre un tercio y un sexto de la población neuronal es necesaria para un reconocimiento verbal socialmente útil (80). Kerr y Schuknecht sugirieron que las neuronas situadas en las regiones de la parte superior de la espira basal y de la segunda espira (15-22 mm. de la membrana de la ventana redonda) eran las más importantes para la preservación de la inteligibilidad verbal (81). Otte y colaboradores concluyeron que por lo menos 10.000 neuronas espiroganglionares, con 3.000 o más en la porción apical de la cóclea, eran requeridas para la preservación de la discriminación verbal en casos de hipoacusia neurosensorial con poblaciones de células ciliadas residuales (11). El número mínimo de neuronas auditivas necesarias para conseguir un buen reconocimiento verbal con un implante coclear es aún desconocido.

4. Terapia celular.

La posibilidad de un tratamiento biológico para la hipoacusia neurosensorial ha ganado interés en los últimos años. Aunque los resultados funcionales auditivos conseguidos con las modernas ayudas auditivas (prótesis e implantes cocleares), eran impensables hace unos treinta años, existe un considerable esfuerzo en la investigación del oído interno en revertir los daños morfológicos y, en consecuencia, funcionales del órgano de Corti.

En la cóclea es importante el mantenimiento de la organización tonotópica en las nuevas células debido a la importancia para la discriminación y el procesamiento de sonidos. Cada parte de la espira coclear está encargada de transmitir una determinada frecuencia tonal y esta distribución espacial deberá ser conservada tras la terapia celular.

El objetivo de los investigadores en terapia celular es reparar la cóclea dañada mediante:
Regeneración celular del tejido dañado, mediante la estimulación de las células endógenas residuales empleando fármacos o vectores virales.
Reemplazando el tejido dañado mediante el trasplante celular de células troncales.

Un ejemplo de la regeneración celular a nivel coclear podría ser la diferenciación de células de soporte residuales en células ciliadas, las cuales, mantendrían la tonotopía celular necesaria para la diferenciación del espectro sonoro.

Un ejemplo del reemplazamiento celular sería el trasplante de células troncales en el ganglio espiral. Un beneficio alternativo sería la posibilidad de que estas nuevas células sintetizaran y secretaran factores necesarios para la supervivencia de las células residuales cocleares, como por ejemplo factores neurotróficos (BDNF, NT3…).

Como un inconveniente de ambas técnicas sería la posibilidad de generar células con una alta capacidad proliferativa que provoquen la aparición de posibles tumores celulares (82).

La terapia celular tiene el potencial para

convertirse en una herramienta importante para el tratamiento de enfermedades degenerativas como la enfermedad de Parkinson, la diabetes o la hipoacusia neurosensorial. Los resultados iniciales observados con la terapia con células madre para estas enfermedades indican que las células madre pueden formar tipos celulares altamente diferenciados que son activas funcionalmente en modelos animales (65, 83, 84, 85).

El descubrimiento reciente de la existencia de células madre en el oído interno proporciona esperanza a los pacientes con hipoacusia neurosensorial y abre una nueva vía de investigación para el desarrollo de estrategias para restablecer la pérdida auditiva. Uno de los problemas en la investigación del oído interno es la escasez de células que se obtienen en las disecciones del oído interno de animales de experimentación. Con la propagación y diferenciación de las células madre pueden obtenerse un número elevado de células del oído interno. Estas células pueden ser utilizadas para estudios de trasplante celular. Adicionalmente pueden servir para probar nuevos fármacos que prevengan la muerte celular o para probar terapias génicas previamente a su utilización in vivo (Fig. 33).

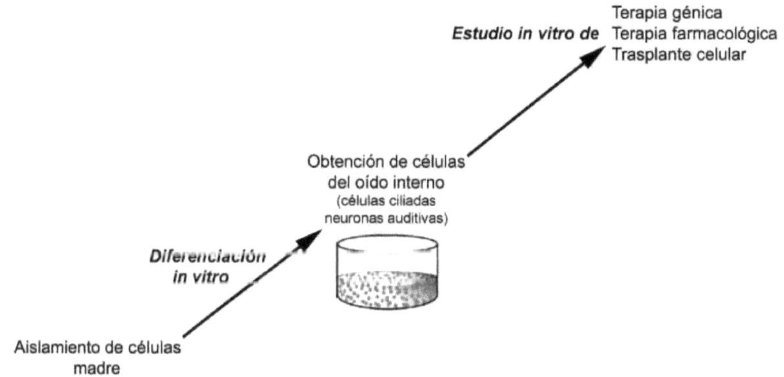

Figura 33. *La obtención de células del oído interno mediante la diferenciación de las células madre puede ser utilizada para la búsqueda de nuevos tratamientos como la terapia génica, tratamientos farmacológicos o el trasplante celular.*

5. Denervación de un explante del órgano de Corti.

Para realizar el estudio de la regeneración de las neuronas auditivas se plantea la posibilidad de diseñar un modelo experimental en el que se eliminen selectivamente las neuronas auditivas aferentes cocleares sin lesión de las células ciliadas. Aunque existen en la literatura diversos modelos de eliminación de las células ciliadas, aún no se ha descrito un sistema in Vitro de eliminación selectiva de las neuronas espiroganglionares en el órgano de Corti.

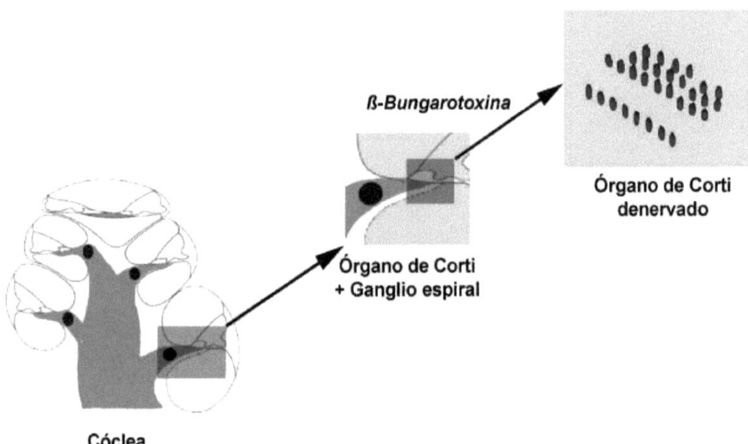

Figura 34. *Método para la creación de un modelo experimental de órgano de Corti denervado. Tras la disección del órgano de Corti de la cóclea se aplica ß-bungarotoxina que elimina las neuronas auditivas dejando las células ciliadas indemnes. El órgano de Corti se muestra con las tres hileras de células ciliadas externas y la hilera única de células ciliadas internas.*

Es conocido que las neuronas espiroganglionares son eliminadas junto a las células ciliadas por el agente citotóxico cisplatino (86, 87). Los aminoglucósidos eliminan las neuronas espiroganglionares pero lo hacen de forma secundaria a la eliminación de las células ciliadas (88) por lo que impide el estudio de la regeneración neuronal hacia las células ciliadas.

Existe un modelo in vivo de degeneración neuronal auditiva utilizando la ouabaína como neurotóxico (89, 90); en él, este inhibidor de la bomba ATPasa Na+/K+ es inyectado en el nicho de la ventana redonda y difunde a través de dicha membrana afectando el nervio auditivo. En un sistema in Vitro esta toxina afectaría posiblemente a las células ciliadas (91).

- Cisplatino (Ding, 1999)
- Aminoglucósidos (McFadden, 2003)
- Ouabaína (Schmiedt, 2002)
- Ácido acetilsalicilico (Zheng y Gao, 1996)
- Ratones transgénicos knockout:
- TrkB, TrC (Farinas, 1994)
- NT3 (Ernfors, 1995)
- BDNF (Schimmang, 1995)
- Brn3a (Huang, 2001)
- NeuroD (Kim, 2001)
- Ngn1 (Ma, 2000).

Tabla IV. *Modelos experimentales de degeneración neuronal en el oído interno (86, 88, 89, 82, 50, 51, 19, 93, 52, 45, 65, 94).*

El ácido acetilsalicílico también ha sido utilizado en cultivos de órgano de Corti, demostrándose su toxicidad sobre las neuronas auditivas (82). Los ratones transgénicos con mutaciones dirigidas a afectar genes necesarios para la formación del tejido espiroganglionar son modelos potenciales para la creación de un sistema in Vitro de degeneración neuronal del órgano de Corti. Algunos de estos animales como el TrkB, TrkC, NT3, BDNF, Brn-3a, y el NeuroD knock-out no han sido útiles debido a que mantienen una inervación parcial de las células ciliadas (50, 51, 19, 94, 52, 45, 65). Otro tipo de ratón transgénico como el Brn3c knock-out no es útil debido al desarrollo incompleto de las células ciliadas (96). Los ratones transgénicos con una mutación en el factor de transcripción ngn1 (95) no desarrollan neuronas auditivas y pueden ser útiles como modelo para estudiar la regeneración celular aunque la cóclea de estos animales es de menor tamaño y de una morfología anormal en el nacimiento (P0). La falta de desarrollo de neuronas auditivas comparándola con la pérdida de neuronas tras la maduración celular puede ser menos representativa de la hipoacusia neurosensorial en humanos provocada por el daño neuronal. Además, las neuronas degeneradas pueden suministrar señales celulares que no estarían presentes en un oído que nunca fue inervado.

En nuestro modelo experimental, los estudios de regeneración neuronal son posibles debido a que la ß-bungarotoxina induce la apoptosis en las neuronas aferentes del órgano de Corti (Fig. 34). La ß-bungarotoxina es extraída de una serpiente de procedencia taiwanesa y fue descrita por primera vez como una toxina de la unión neuromuscular que disminuía el número de vesículas presinápticas en la motoneurona. Los estudios realizados con esta toxina en la unión neuromuscular han llevado a considerarla como una toxina con acción presináptica (97). La toxina está formada por dos polipéptidos unidos por un puente disulfuro: subunidad A, la cual es una fosfolipasa A2 Ca++-dependiente, y la subunidad B, que está formada por un canal de K+ unido a subunidades homólogas de inhibidores de proteasas. Se cree que la toxina actúa uniéndose a canales de K+ e induciendo un aumento del Ca++ intracelular que provoca la muerte celular (60, 98).

En nuestros estudios hemos comprobado que las neuronas espiroganglionares son eliminadas por la ß-bungarotoxina mediante una unión específica a las neuronas auditivas seguida de la inducción de la apoptosis. Como se cree que la ß-bungarotoxina se une a los canales de K+ sensibles al voltaje (60), la unión de la toxina a las neuronas auditivas indica que estos canales son expresados en estas células en el momento del nacimiento. La razón por la que las células ciliadas no se afectan a la debida concentración de ß-bungarotoxina no está clara, aunque podemos especular que los receptores para esta toxina se encuentran en una menor concentración en la superficie de las células ciliadas en la cóclea postnatal, antes de la completa diferenciación de las sinapsis de las neuronas aferentes con las células ciliadas. Las células ciliadas expresan canales de K+ sensibles al voltaje que cambian sus características funcionales en el intervalo entre el nacimiento y la instauración de la audición (99) y por lo tanto es de esperar algún daño celular en estas células también. Sin embargo, en nuestros resultados, encontramos que la ß-bungarotoxina no se unía específicamente a las células ciliadas ni causaba su eliminación en la concentración que provocaba la destrucción neuronal. Este hecho, nos permite emplear a esta neurotoxina como un denervador selectivo del órgano de Corti que respeta las células ciliadas.

La endocitosis de la ß-bungarotoxina está mediada por un receptor tras la unión a los canales de K+ o a receptores NMDA (100). Provoca un aumento del Ca++ intracelular y la generación de elementos de la cadena oxidativa (ROS, reactive oxygen species) (99). En estudios preliminares se comprobó que la ß-bungarotoxina destruía las neuronas auditivas en el pollo (101). Las prolongaciones periféricas de las neuronas espiroganglionares constituyen la parte postsináptica de la sinapsis formada con las células ciliadas, por lo tanto la toxina está actuando en la parte postsináptica de la sinapsis aferente coclear. Tras la administración de la toxina, estas células sufren fenómenos apoptóticos debidos presumiblemente a un aumento del Ca++ intracelular y a un aumento en los radicales de oxígeno. El modelo de degeneración neuronal con la ß-bungarotoxina es útil como modelo experimental debido a que la apoptosis parece ser el mecanismo por el cual se produce la pérdida neuronal in vivo.

6. Obtención y caracterización de las células madre del oído interno.

En los últimos años la comunidad científica ha prestado una considerable atención a la función terapéutica de las células madre en diferentes enfermedades como la diabetes, las enfermedades cardiacas y la enfermedad de Parkinson entre otras. La mayoría de estas investigaciones se basan en la observación de que las células madre tras el trasplante son capaces de diferenciarse en una amplia variedad de tipos celulares. Por lo tanto, las células madre tienen el potencial para ser utilizadas terapéuticamente para reemplazar los tejidos que han sido perdidos por la enfermedad.

El término "células madre" puede interpretarse como poco definitorio debido a que es aplicado a diferentes tipos celulares. En resumen, una célula madre se define por su capacidad para auto-renovarse y para producir células que se diferencian en distintas estirpes embrionarias (ectodermo, mesodermo, endodermo) (Fig. 35) (102, 103).

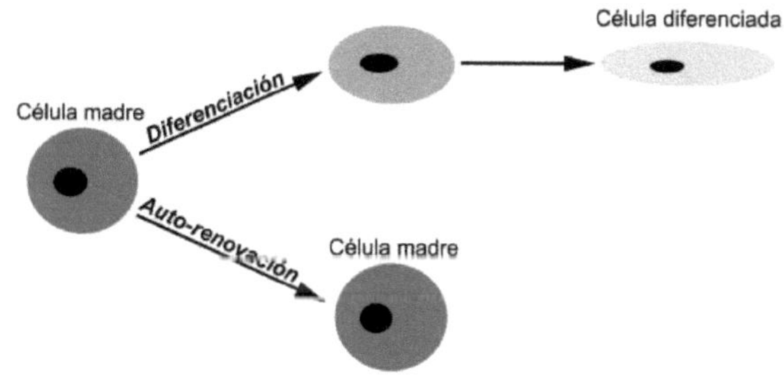

Figura 35. *Una célula madre debe ser capaz de dividirse mediante mitosis y producir, en la progenie, una célula similar y una célula que pueda diferenciarse en las diferentes estirpes embrionarias (ectodermo, mesodermo y endodermo).*

Las células madre dependiendo de su origen se clasifican en células madre embrionarias y en células madre adultas (Fig. 36).

Las células madre embrionarias se obtienen de la masa celular interna del blastocisto. En este periodo del desarrollo estas células no han empezado a diferenciarse y se describen como "pluripotenciales" debido a que mantienen la capacidad para diferenciarse en células mesodérmicas (óseas, sanguíneas, musculares), endodérmicas (endoteliales) y ectodérmicas (epidérmicas, neuronales) (104).

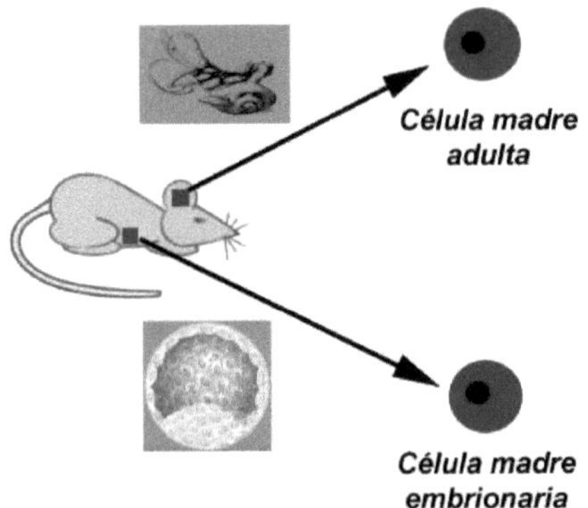

Figura 36. *Obtención de células madre de ratones para investigación otológica:*

- *Células madre adultas del oído interno de ratones*
- *Células madre*

Células madre adultas. En numerosos tejidos adultos se ha comprobado la existencia de células que comparten las características de las células madre (auto-renovación y diferenciación). Estas células parecen relativamente más limitadas en los tipos de progenitores que pueden formar; se las describe como "multipotenciales" en comparación con el término pluripotenciales de las células embrionarias. Existen evidencias de su existencia en médula ósea (102, 103), en la retina (105), piel, intestinos, hígado, testículos y placenta (106, 102, 107).

La "transdiferenciación celular" es un mecanismo por el cual las células madre adultas pueden diferenciarse en células de diferentes estirpes embrionarias (ectodermo, mesodermo y endodermo). Se ha propuesto que esta conversión celular ocurre por la activación de un programa de diferenciación latente que altera la especificidad celular (108).

La observación de esta transdiferenciación de las células madre adultas hace pensar en una aplicación terapéutica de estas células en tejidos con un potencial limitado de regeneración celular.

Respecto a las células madre del oído interno, en nuestros experimentos se ha demostrado que, además de en el aparato vestibular, en la cóclea de los mamíferos también existen células madre (109) (Fig. 37). Estas células son de características diferentes a las células normales postmitóticas presentes en el órgano de Corti y en el sistema vestibular (109, 110, 111, 112).

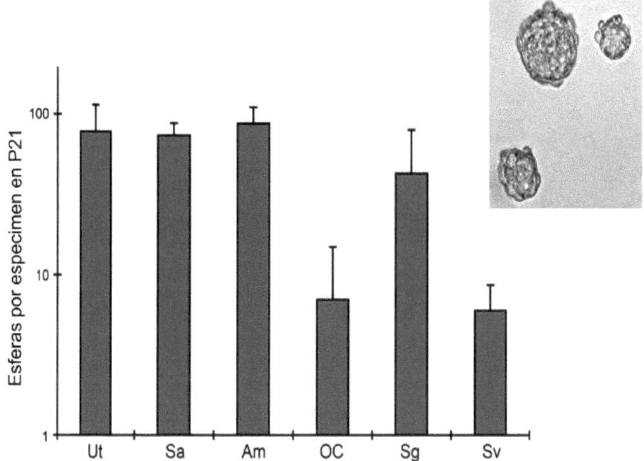

***Figura* 37.** *Número de esferas obtenidas en la disección de diferentes partes del oído interno. Ut (utrículo), Sa (sáculo), Am (ampolla), OC (órgano de Corti), Sg (tejido espiroganglionar) y Sv (estría vascular).*

De esta manera las células madre también han sido aisladas del órgano de Corti y del tejido espiroganglionar del ratón (109, 110, 111, 112). En humanos también se han aislado células progenitoras procedentes del ganglio espiral (113).

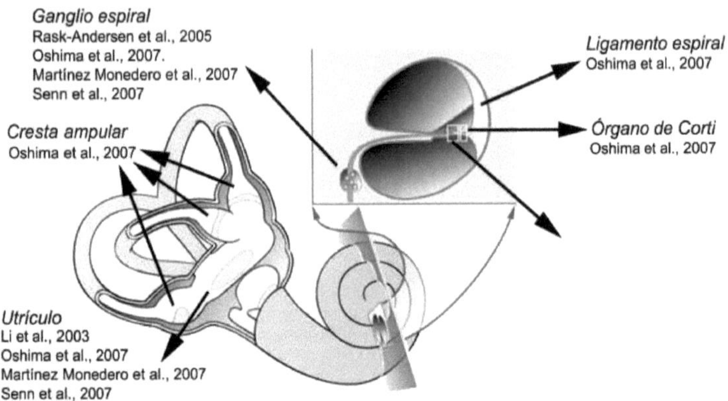

Figura 38. *Obtención de células con características de células madre en diferentes localizaciones del oído interno. Modificación de Senn P y Heller S, HNO 2008; 56: 21-2.*

La capacidad para la formación de las esferas disminuye con la edad. En la cóclea, la formación de esferas puede ser demostrada en embriones y en animales recién nacidos pero, en los adultos, sólo puede formarse un número reducido de esferas (Fig. 39). En el sistema vestibular la formación de esferas se mantiene en el animal adulto, aunque en un menor número. De esta manera, los órganos vestibulares pueden regenerar algunas células ciliadas a lo largo de la vida mientras que la cóclea no (38).

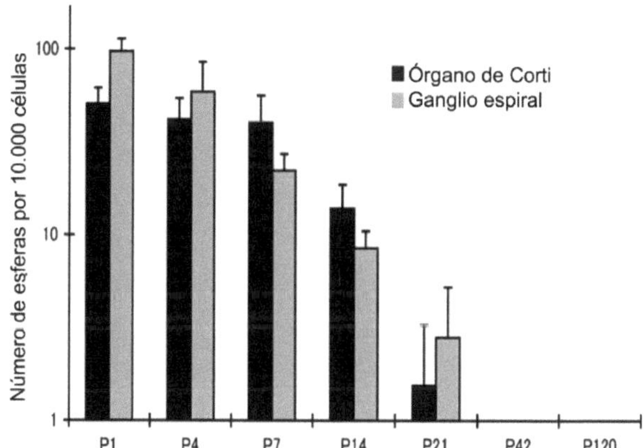

Figura 39. *Disminución en la obtención de esferas en el órgano de Corti y en ganglio espiral con la edad. A partir de P21 (21 días postnatal) en el órgano de Corti y en el ganglio espiral no existen células proliferativas y, por lo tanto, no se obtienen esferas.*

Las células vestibulares formadoras de esferas se encuentran a lo largo de la vida del ratón, mientras que las células madre cocleares parecen desaparecer en el período postnatal (109).

La inducción de la diferenciación de las células madre del oído interno tiene como resultado la expresión de marcadores para las células ciliadas (109) y, además, estas células se formaban en lugares rodeadas de células con marcadores de células de soporte.

La comunidad científica se pregunta actualmente por el lugar donde se localizan las células que dan lugar a las esferas in Vitro. Existen algunas evidencias que sugieren que las células progenitoras se pueden localizar en el gran surco epitelial del oído interno en el recién nacido. En el embrión, la nestina (marcador de progenitores neuronales) expresada como GFP (green fluorecence protein) se ha encontrado en el gran surco epitelial (114) además de en las células falángicas y las células de Deiters. Postnatalmente, la nestina se ha encontrado en las células de soporte, aunque la expresión fue menor tras el desarrollo y tan solo unas pocas células de Deiters fueron positivas a los 60 días de vida. Existe la posibilidad de que las células de soporte sean los precursores celulares en la cóclea, ya que se ha comprobado que tienen la capacidad para diferenciarse en células ciliadas tras la transducción viral con el gen Math1 (115, 82). El hallazgo de que las células de soporte tienen la capacidad para dividirse y diferenciarse en células ciliadas in Vitro (24) sugiere que pueden jugar un papel en la regeneración celular. Su capacidad para diferenciarse en otros tipos celulares se limita a los ratones recién nacidos y no ocurre en ratones de dos semanas de edad. Esta característica está relacionada con los resultados obtenidos por Oshima y colaboradores, los cuales muestran que el número de células madre disminuye en las primeras semanas tras el nacimiento.

Se desconoce aún si las células del tejido espiroganglionar llevan a cabo divisiones celulares. La formación de esferas procedentes del tejido espiroganglionar de ratones en el periodo postnatal sugiere la posibilidad de que el tejido espiroganglionar pueda tener células con propiedades de células madre (109, 110, 111, 112). Estas células proliferan en esferas y tienen la capacidad para diferenciarse en neuronas in Vitro. El protocolo de diferenciación es similar al utilizado con las células madre del órgano de Corti o del epitelio sensorial vestibular. Estas células madre pueden dar origen a células ciliadas, neuronas y células gliales. Por lo tanto, pueden ser similares en su capacidad de diferenciación a los progenitores celulares de la vesícula ótica que se diferencian en células de soporte, células ciliadas y neuronas en el embrión. Otros autores han demostrado la presencia de progenitores neuronales en el nervio auditivo humano. Estos progenitores eran positivos a la nestina y se dividían y expresaban marcadores de neuronas sensoriales como los receptores de los factores neurotróficos TrkB y TrkC (113).

En nuestros experimentos se investigó el potencial de las células madre procedentes del oído interno para formar neuronas que podrían ser utilizadas para estudios de reinervación de las células ciliadas de la cóclea tras un daño neuronal.

Se estudió, mediante la expresión de marcadores neuronales, el tipo de neuronas obtenido; estando principalmente interesados en la obtención de neuronas sensoriales.

- **Neuronas sensoriales**, sensibles a varios estímulos no neurales. Hay neuronas sensoriales en el oído, ojo, piel, músculos, articulaciones, y órganos internos que indican presión, temperatura, y dolor
- **Neuronas motoras**, capaces de estimular las células musculares, incluyendo los músculos del corazón, diafragma, intestinos, vejiga, y glándulas.
- **Interneuronas**, proporcionan conexiones entre las neuronas sensoriales y las neuronas motoras, al igual que entre ellas mismas. Las neuronas del sistema nervioso central, incluyendo al cerebro, son todas interneuronas.

Tabla V. *Tipos de neuronas según su función.*

Para conseguir la regeneración celular se necesitaría producir neuronas auditivas funcionales procedentes de las células madre del oído con la capacidad para formar sinapsis con las células ciliadas. Las células madre del oído interno suponen un potencial suministro para reemplazar cualquier tipo de célula dañada en el oído interno. Nuestros experimentos se centraron en la producción de neuronas. Se consiguió determinar el tipo de neuronas diferenciadas así como su actividad funcional. Del mismo modo que las células madre procedentes del sistema nervioso central, las del oído interno tienen la capacidad para formar esferas que contienen células multipotenciales que proliferan y expresan marcadores típicos de células madre. Li y colaboradores en el año 2003 demostraron que estas células madre del oído interno pueden diferenciarse en células de las tres estirpes embrionarias (ectodermo, mesodermo y endodermo) (46). La diferenciación de estas células madre del oído interno en neuronas sensoriales parece tratarse de un programa innato que puede activarse mediante el cultivo in Vitro de las células madre con ácido retinoico y con la ausencia de factores de crecimiento.

Uno de los objetivos de nuestros experimentos fue entender las señales que guían la diferenciación neuronal de las células madre del oído interno (Fig. 40). La proporción de neuronas periféricas y sensoriales se podía aumentar con el tratamiento con ácido retinoico a través de un aumento en la expresión de Pax2, un factor de transcripción responsable de la organización de las placodas craneales. Pax2 es expresado en células progenitoras neuronales embrionarias cuando se desprenden de la vesícula ótica y forman el ganglio vestíbulo-acústico (61, 62, 65). Al ser Pax2 un marcador temprano de la vesícula ótica, su expresión en las células procedentes de las células madre indicaba que las células habían entrado en un programa característico de los progenitores celulares óticos. De acuerdo con esta hipótesis, estas células en proceso de diferenciación procedentes de las células madre fueron positivas para otros marcadores típicos de neuroblastos de la vesícula ótica del ratón. Así, Islet1, Brn3a, NeuroD y GATA3 se expresaban en estas células de la misma manera que todos ellos se encuentran en los progenitores neuronales de la vesícula ótica (52, 65, 55). Marcadores de diferenciación similares se han observado en líneas celulares derivadas del oído interno en diferentes condiciones de cultivo (116). Las células diferenciadas procedentes de las células madre también expresaron marcadores de neuronas auditivas y vestibulares como TrkB, TrkC y calretinina (117, 50, 51, 62, 63). La comparación de las esferas derivadas del ganglio espiral y de las esferas derivadas del utrículo indicaba que el tratamiento con ácido retinoico provocaba un número similar de neuronas sensoriales en los dos orígenes celulares.

Los genes que se expresan de una manera más amplia en los progenitores neuronales del desarrollo embrionario se encontraron en las células madre procedentes del oído interno en etapas tempranas de la diferenciación. De esta manera se expresaba Sox2, un gen que mantiene la pluripotencialidad de las células madre (118) y que es necesario para el desarrollo temprano de las células del oído interno

(119), también Tbx3 y Tcl1 (120), dos genes requeridos para la auto-renovación de las células madre embrionarias humanas. La nestina, una proteína de los filamentos intermedios que se expresa en progenitores neuronales del sistema nervioso central (121), se expresaba en los progenitores celulares que se diferenciaban en neuronas. Las células que expresaban nestina en las esferas se encontraban en áreas diferentes a las células que expresaban marcadores de células ciliadas, sugiriendo que la especificación de un destino neuronal o de célula ciliada se había realizado previamente, de una manera similar a la determinación temprana del destino celular en las células precursoras del otocisto (122, 123, 124). La similitud en el tiempo y en la expresión de marcadores en las células madre con la expresión en las células embrionarias de la vesícula ótica sugiere que estas células pueden ser utilizadas como un modelo para estudiar el desarrollo del oído interno.

En el ratón transgénico Pax2 knockout se observó un requerimiento de la expresión de Pax2 para la formación de neuronas sensoriales, en este animal las neuronas espiroganglionares así como las neuronas en el ganglio olfatorio y óptico no se desarrollaron (61) o desaparecieron tras el desarrollo temprano, mientras que las células ciliadas se desarrollaban (64). Aunque la falta de neuronas espiroganglionares en estos animales se ha atribuido a la pérdida de las células del epitelio sensorial que normalmente suministran los factores necesarios a las neuronas (64), las células espiroganglionares se desarrollan en animales que no expresan Math1 y no tienen células ciliadas (124) sugiriendo que existe un efecto directo de Pax2 sobre la falta de neuronas espiroganglionares en el ratón Pax2 knockout. El aumento de expresión de Pax2 con el tratamiento de los cultivos celulares con ácido retinoico se acompañaba de una disminución de la expresión de Pax6, consistente con el desarrollo de los progenitores neuronales hacia un fenotipo sensorial. Pax6 se expresa en los precursores de las motoneuronas que posteriormente expresarán HB9 (125). Pax2 y Pax6 juegan unos papeles opuestos en la etapa embrionaria y se regulan de una manera opuesta, con la expresión de Pax2 disminuye la expresión de Pax6 mediante una interacción con su promotor (126). Esta acción contraria permite a los dos factores definir fronteras en el desarrollo embrionario como por ejemplo entre la copa y el tallo óptico (126) y entre el cerebro anterior y posterior (127). Ambos genes se necesitan para el desarrollo adecuado del ojo (61) y juegan un origen común en la evolución (128).

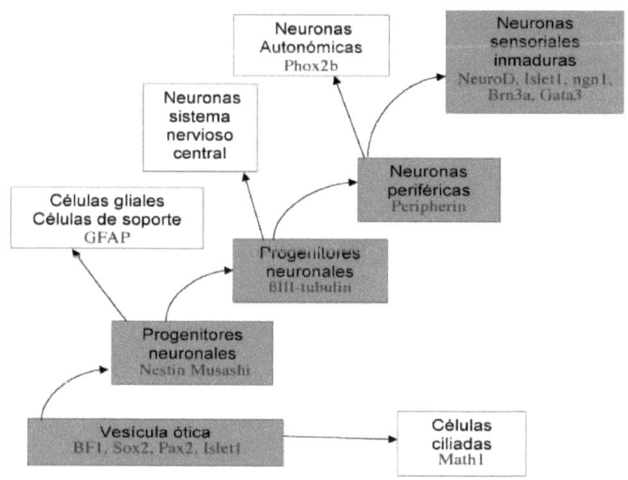

128 Células madre en el oído interno; Trasplante celular en el órgano de Corti.

Figura 40. *Expresión de marcadores en la diferenciación de los progenitores óticos hacia las neuronas sensoriales auditivas.*

En nuestros experimentos aumentamos la formación de neuronas procedentes de las células madre mediante el uso de ácido retinoico. Esto es consistente con el desarrollo embrionario del oído: las enzimas que convierten el retinol en all-trans ácido retinoico, RALDH2 y RALDH3 se expresan en las neuronas espiroganglionares de los recién nacidos (129, 130). El ratón transgénico RALDH2 knockout tienen una alteración en el desarrollo neuronal. Este efecto parece estar mediado por una disminución de la expresión de Pax2 (131). Aunque la unión del ácido retinoico al promotor en el intrón 2 disminuye la síntesis de BMP4 en las líneas celulares del oído interno (132), este mecanismo no parece ser el responsable en nuestros experimentos debido a que la expresión de BMP4 no cambió; además sonic hedgehog tuvo un efecto pequeño, por lo que el ácido retinoico no debería actuar en esta vía.

El ácido retinoico y el sonic hedgehog han sido utilizados para la diferenciación de células madre de la médula ósea en neuronas sensoriales (133). Efectos de estimulación del desarrollo neuronal con el ácido retinoico han sido observados de forma similar a la nuestra cuando se han empleado células madre del sistema nervioso central (134). Los progenitores de la médula espinal no poseen la capacidad para la generación de motoneuronas in Vitro y no forman neuronas funcionales in vivo tras el tratamiento con ácido retinoico o sonic hedgehog (135, 136). Nuestros resultados sugieren que el ácido retinoico aumenta la expresión de Pax2, la cual puede disminuir la expresión de Pax6 y, por lo tanto, disminuir la formación de motoneuronas. Sería interesante determinar si el ácido retinoico tiene el mismo efecto sobre las células madre del sistema nervioso central o si esta respuesta al ácido retinoico es específica de los progenitores sensoriales neuronales.

6.1. Registro electrofisiológico de las neuronas diferenciadas de las células madre utriculares.

Las células madre derivadas del oído interno dieron lugar a neuronas con características de neuronas sensoriales en la inmunocitoquímica. Se comprobó su actividad funcional mediante estudios de electrofisiología. Se encontraron corrientes de sodio sensibles a la tetrodotoxina (TTX) y corrientes de potasio de alto voltaje, pudiendo grabarse potenciales de acción en el 40% de las células diferenciadas de las células madre. La aplicación de glutamato (neurotransmisor en la sinapsis célula ciliada-neurona auditiva) provocó la aparición de corrientes mediadas por los receptores AMPA (Tabla VI). Datos más específicos de neuronas espiroganglionares o de neuronas vestibulares incluyen las corrientes de potasio de bajo voltaje sensibles a la dendrotoxina y corrientes activadas por la hiperpolarización, Ih (137, 138, 139). En nuestros experimentos, los datos electrofisiológicos de las neuronas espiroganglionares y de las células madre diferenciadas con ácido retinoico fueron muy similares y, por lo tanto, estas corrientes iónicas estaban en la mayor parte de los casos ausentes en ambos tipos celulares (Tabla VI) (112). Sin embargo, cuando cultivamos el órgano de Corti y realizamos grabaciones de las neuronas espiroganglionares localizadas en este órgano, estas corrientes pudieron ser halladas (Yi and Glowatzki, pendiente de publicación), lo que sugiere que las neuronas auditivas pierden la funcionalidad de estas corrientes iónicas cuando se cultivan aisladamente. Las corrientes se perdieron en las diferentes condiciones estudiadas, incluyendo la disociación enzimática y mecánica.

Electrograbación de corrientes	*Neuronas derivadas de células madre*	*Neuronas auditivas in Vitro*	*Neuronas auditivas en órgano de Corti*
Corrientes de Na+ sensibles a TTX	+	+	+
Corrientes de K+ de alto voltaje	+	+	+
Corrientes activadas por el glutamato	+	+	+
Corrientes de K+ de bajo voltaje (sensibles a dendrotoxina)	-	-	+
Corrientes de hiperpolarización (Ih)	-	-	+

Tabla VI. *Comparación de la expresión de diferentes corrientes iónicas en las neuronas derivadas de las células madre del oído interno, en las neuronas auditivas cultivadas in Vitro de forma* *aislada y en las neuronas auditivas cultivadas de forma organotípica en el explante de órgano de Corti.*

Por lo tanto, la expresión de estas corrientes iónicas es dependiente del desarrollo de las neuronas auditivas en el órgano de Corti y está influenciada por el medio ambiente del cultivo. Por ejemplo, factores neurotróficos como el BDNF y NT3, principalmente liberados por el epitelio sensorial, modulan la expresión de las corrientes de bajo voltaje de potasio en las neuronas auditivas en cultivo (141). Las neuronas derivadas de las células madre no deben expresar estos canales cuando se cultivan sin la influencia del epitelio sensorial. Si la expresión de las corrientes de bajo voltaje de potasio y las corrientes Ih depende de factores externos, su expresión puede ser utilizada como un indicador importante de que las neuronas han desarrollado características importantes que simulan a las neuronas auditivas. Este hecho será útil cuando se creen las condiciones óptimas para la diferenciación de las células madre en neuronas en un cultivo organotípico con tejido del oído interno.

7. Trasplante celular en el explante del órgano de Corti denervado tras la neurotoxina.

7.1. Trasplante de neuronas auditivas (Fig. 41).

La formación de nuevas conexiones sinápticas en nuestros trasplantes in Vitro requiere que las neuronas trasplantadas sean capaces de encontrar y reaccionar a las señales de crecimiento axonal para así encontrar su destino, en este caso la célula ciliada, y formar nuevas sinapsis. La sinaptogénesis es el proceso más importante en los estudios de regeneración del sistema auditivo aferente y dependerá en la habilidad de esas neuronas en reconocer y formar conexiones con las células ciliadas. En nuestro modelo de degeneración neuronal hemos demostrado que las neuronas aferentes forman nuevas conexiones con las células ciliadas y que en los puntos de contacto con las células ciliadas las neuronas expresan sinapsina en las sinapsis nacientes. Si estos puntos de contacto son funcionales o no, tendrá que ser determinado en estudios futuros mediante estudios de la respuesta electrofisiológica de las neuronas frente a la estimulación de las células ciliadas.

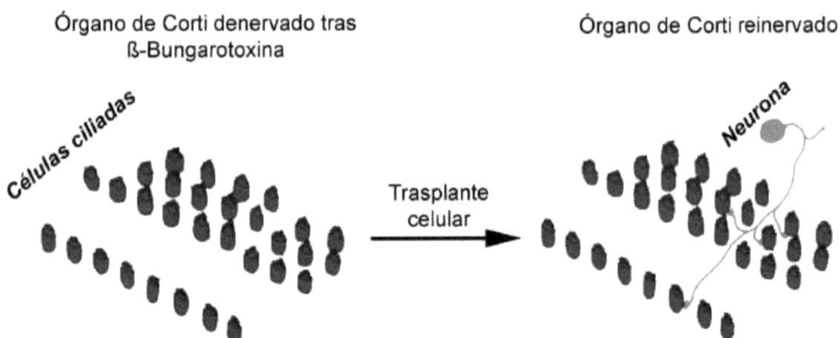

Figura 41. *Reinervación del órgano de Corti tras trasplante de neuronas auditivas in Vitro. Las neuronas trasplantadas, tras su adhesión a la placa*

de cultivo, enviaron prolongaciones que crecieron hacia las células ciliadas estableciendo contacto con ellas. En los puntos de contacto entre las prolongaciones nerviosas y las células ciliadas se produjo la expresión de marcadores sinápticos.

Los contactos de las neuronas auditivas trasplantadas con las células ciliadas externas eran múltiples, mientras que los de las neuronas que contactaban con las células ciliadas internas eran únicos, directos y sin ramificaciones. Esta característica es similar al patrón de inervación que se produce en el desarrollo coclear en animales sanos. Nuestros estudios de reinervación de las células ciliadas con las neuronas trasplantadas sugieren la posible existencia de factores secretados por las células ciliadas que atraen la inervación de una manera única o múltiple.

La observación de la posibilidad de reinervar las células ciliadas y la aparente formación de sinapsis constituye, en nuestro conocimiento, la primera descripción en la literatura en la que las neuronas auditivas forman nuevas sinapsis con células ciliadas que han perdido su inervación aferente (142). Esta característica sugiere la posibilidad de la regeneración de las neuronas aferentes cocleares mediante el trasplante celular o la estimulación endógena de la diferenciación celular. Es conocida la limitada capacidad de regeneración que ocurre espontáneamente tras la muerte de las neuronas auditivas (33, 30). Además un daño exclusivo de las prolongaciones periféricas de estas neuronas puede provocar una hipoacusia neurosensorial al existir una capacidad limitada para el crecimiento de las prolongaciones neuronales (32, 29).

Las prolongaciones procedentes de las neuronas auditivas trasplantadas que contactan con las células ciliadas aparentemente tienen propiedades de fibras presinápticas, incluyendo el inmunomarcado positivo para la sinapsina. La naturaleza de las prolongaciones neuronales que crecen hacia las células ciliadas es de interés porque las prolongaciones dendríticas se basan en la conducción de las señales desde las células ciliadas hacia el sistema nervioso central. Por tanto, durante el desarrollo las prolongaciones crecen hacia la célula ciliada comportándose como un axón periférico, con su apariencia histológica. Estudios previos han demostrado que las prolongaciones de las neuronas vestibulares (143) son positivas en el inmunomarcado para la sinapsina y la sinaptofisina durante el desarrollo y es posible que la identidad de las prolongaciones periféricas se adquiera únicamente tras la unión con las células ciliadas. El crecimiento inicial de las neuritas de otros sistemas neuronales se lleva a cabo sin la especificidad de la identidad de la prolongación neuronal como axón o dendrita. En el momento adecuado, una de las prolongaciones empieza a adquirir identidad axonal y expresar marcadores axonales (144). El establecimiento de la polarización parece estar controlado por la inactivación de GSK-3B en los axones y no en las dendritas (145), y por la inactivación de las GTPasa Rap1 y Cdc42 (146). Presumiblemente las neuronas auditivas no han adquirido su estructura bipolar característica en el momento del trasplante y, por lo tanto, podrían expresar proteínas de especialización axonal en las neuritas en proceso de crecimiento. Estas neuritas podrían convertirse en prolongaciones periféricas únicamente cuando establecen un contacto con la célula ciliada. La capacidad de las neuronas para encontrar su destino puede depender de la utilización de moléculas de señalización del crecimiento neuronal para que las prolongaciones neuronales alcancen la célula ciliada. Experimentos futuros deberían investigar si las prolongaciones, una vez alcanzado su destino, pierden sus vesículas presinápticas y se diferencian en terminaciones postsinápticas en la sinapsis con la célula ciliada.

7.2. Trasplante de células madre del oído interno (Fig. 42).

Las neuronas derivadas de las células madre del sistema nervioso central forman entre ellas múltiples sinapsis in Vitro (147, 148), mientras que las neuronas derivadas de las células madre del oído interno forman contactos con las células ciliadas pero no entre ellas, característica consistente con su comportamiento in vivo (109, 111, 112). En experimentos futuros queda por determinar si las nuevas sinapsis formadas en las células ciliadas denervadas son funcionales mediante la grabación con electrofisiología de las corrientes iónicas de las células diferenciadas de las células madre que inervan a las células ciliadas.

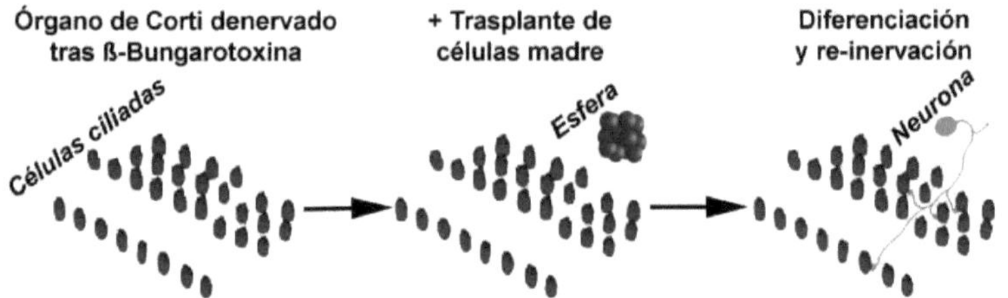

Figura 42. *Trasplante de células madre derivadas del oído interno en el órgano de Corti y diferenciación en neuronas que emiten prolongaciones hacia las células ciliadas con la formación de nuevos contactos.*

Las neuronas sensoriales pueden desarrollarse procedentes de las células madre del oído interno o de otras células madre del animal adulto (43). Las células madre procedentes de la cresta neural, con la edad, tienen una limitación en su capacidad para diferenciarse en diferentes estirpes celulares. De momento no se ha analizado el cambio en la capacidad de diferenciación con el paso del tiempo de las células madre procedentes del oído interno. En nuestros experimentos hemos demostrado que las células madre del oído interno forman neuronas sensoriales y esta diferenciación puede verse estimulada mediante el tratamiento con ácido retinoico de los cultivos celulares. Estos resultados confirman que las células madre procedentes del oído interno, aunque son multipotenciales, tienen una preferencia por la diferenciación en un fenotipo apropiado al tejido que las origina.

La diferenciación de las células madre del oído

interno en neuronas sensoriales, su actividad electrofisiológica similar a las neuronas auditivas y su capacidad para formar nuevos contactos con las células ciliadas puede ser utilizada en un futuro para la creación de nuevas terapias celulares de la pérdida de neuronas auditivas. Las células diferenciadas envían prolongaciones neuronales hacia las células ciliadas, sugiriendo una capacidad para elegir su destino y formar nuevos contactos con estas células tras reconocerlas como células ciliadas externas o internas. Estos estudios, por lo tanto, indican que la regeneración de las neuronas auditivas por las células madre endógenas puede llegar a ser una modalidad de tratamiento de la hipoacusia neurosensorial

CONCLUSIONES

1. La ß-bungarotoxina provoca la denervación de las células ciliadas en un explante del órgano de Corti.

Esta neurotoxina actúa mediante una:

- Unión específica a las neuronas auditivas del órgano de Corti.
- Acción dosis dependiente.
- La degeneración neuronal es producida mediante apoptosis.

2. El oído interno de los mamíferos posee células con características típicas de células madre.

2.1. En la cóclea la población de células madre desaparece a partir de la primera semana.

2.2. En el sistema vestibular la población de las células madre permanece a lo largo de la vida.

2.3. La diferenciación de las células madre hacia una estirpe neuronal puede estimularse mediante un tratamiento con ácido retinoico (factor de diferenciación).

Las neuronas obtenidas:

- Expresan marcadores de neuronas sensoriales.

- Son funcionales en los estudios de electrofisiología.

3. El trasplante celular en el explante del órgano de Corti denervado logra reinervar las células ciliadas.

Pueden utilizarse como suministro de células:

- Neuronas auditivas.
- Células madre del oído interno.

Las células madre trasplantadas:

- Se diferencian a neuronas.
- Emiten prolongaciones hacia las células ciliadas.
- Forman nuevos contactos con las células ciliadas.

144 Células madre en el oído interno; Trasplante celular en el órgano de Corti.

BIBLIOGRAFÍA.

1. Gravel JS y Ruben RJ. Auditory deprivation and its consequences: from animals models to humans. En: Clinical Aspects of Hearing. Van de Water TR, Popper AN y Fay RR, editores. New York: Springer-Verlag; 1996.
2. Geisler CD. From sound to synapse. Physiology of the mammalian ear. New York. Oxford University Press; 1998.
3. Van Beethoven L. The heiligenstadt testament. 1802. The Beethoven compendium: a guide to Beethoven's life and music. Cooper. New York: Thames&Hudson; 1991.
4. Moráis D, Benito JI, Almaraz A. "El trauma acústico en profesionales de la música clásica". Acta Otorrinolaringol Esp. 2007; 58:401-7.
5. Schuknecht H. Neuroanatomical correlates of auditory sensitivity and pitch discrimination in the cat. Neural mechanisms of the auditory and vestibular systems. Rasmussen and Windle, Springfield, Il: Thomas; 1962.
6. Schuknecht HF, Gacek MR. Cochlear pathology in presbycusis, Ann Otol Rhinol Laryngol. 1993; 102: 1-12.
7. Cajal SR. Histologie du systeme nerveux de l'homme et des vertebres. Paris: Maloine; 1909.
8. Lorente de Nó R. The neural mechanism of hearing. I: Anatomy and physiology. b: The sensory endings of the cochlea. Laryngoscope. 1937; 47: 373-7.
9. Spoendlin H. Innervation patterns on the organ of Corti of the cat. Acta Otolaryngol. 1969; 67(2):239-54.
10. Hall JG. Hearing and primary auditory centres of the whales. Acta Otolaryngol. 1966; Suppl 224:244-50.
11. Otte J, Schuknecht HF y Kerr AG. Ganglion cell populations in normal and pathological human cochleae: implications for cochlear implantation. Laryngoscope.1978; 88: 1231-46.
12. Felder E y Schrott-Fischer A. Quantitative evaluation of myelinated nerve fibres and hair cells in cochleae of humans with age-related high tone hearing loss. Hear Res. 1995; 64:1-5.
13. Pauler M, Schuknecht HF, Thornton AR. Correlative studies of cochlear

neuronal loss with speech discrimination and pure-tone thresholds. Arch Otorhinolaryngol. 1986; 243:200-6.

14. Frisina DR, Frisina RD. Speech recognition in noise and presbyacusis: relations to posible neural mechanisms. Hear Res. 1997; 106: 95-104.
15. Keithley EM, Croskrey KL. Spiral ganglion cell endings in the cochlear nucleus of young and old rats. Hear Res. 1990; 49:169–77.
16. Keithley EM, Feldman ML. Spiral ganglion cell counts in an age-graded series of rat cochleas. J Comp Neurol. 1979; 188:429–42.
17. Suzuka Y, Schuknecht HF. Retrograde cochlear neuronal degeneration in human subjects. Acta Otolaryngol Suppl. 1988; 450:1–20.
18. Liberman MC, Kiang NY. Acoustic trauma in cats. Cochlear pathology and auditory-nerve activity. Acta Otolaryngol Suppl. 1978; 358:1–63.
19. Ernfors P, Van De Water T, Loring J, Jaenisch R. Complementary roles of BDNF and NT-3 in vestibular and auditory development. Neuron. 1995; 14:1153–64.
20. Hossain WA, Brumwell CL, Morest DK. Sequential interactions of fibroblast growth factor-2, brain-derived neurotrophic factor, neurotrophin-3, and their receptors define critical periods in the development of cochlear ganglion cells. Exp Neurol. 2002; 175:138–51.
21. Stankovic K, Rio C, Xia A, Sugawara M, Adams JC, Liberman MC et al. Survival of adult spiral ganglion neurons requires erbB receptor signaling in the inner ear. J Neurosci. 2004. 24:8651–61.
22. Bok J, Zha XM, Cho YS, Green SH. An extranuclear locus of cAMP-dependent protein kinase action is necessary and sufficient for promotion of spiral ganglion neuronal survival by cAMP. J Neurosci. 2003; 23:777–87.
23. Bao J, Lei D, Du Y, Ohlemiller KK, Beaudet AL, Role LW. Requirement of nicotinic acetylcholine receptor subunit beta2 in the maintenance of spiral ganglion neurons during aging. J Neurosci. 2005; 25:3041–5.
24. White JA, Burgess BJ, Hall RD, Nadol JB. Pattern of degeneration of the spiral ganglion cell and its processes in the C57BL/6J mouse. Hear Res. 2000; 141:12–8.
25. Noben-Trauth K, Zheng QY, Johnson KR. Association of cadherin 23

with polygenic inheritance and genetic modification of sensorineural hearing loss. Nat Genet. 2003; 35:21–3.

26. Starr A, Sininger YS, Pratt H. The varieties of auditory neuropathy. J Basic Clin Physiol Pharmacol. 2000; 11:215–30.
27. Kujawa SG, Liberman MC. Acceleration of age-related hearing loss by early noise exposure: evidence of a misspent youth. J Neurosci. 2006; 15;26:2115-23.
28. Puel JL, d'Aldin C, Ruel J, Ladrech S, Pujol R. Synaptic repair mechanisms responsible for functional recovery in various cochlear pathologies. Acta Otolaryngol. 1997; 117:214–18.
29. Sekiya T, Shimamura N, Yagihashi A, Suzuki S. Effect of topically applied basic fibroblast growth factor on injured cochlear nerve. Neurosurgery. 2003; 52:900–7.
30. Sugawara M, Corfas G, Liberman MC. Influence of supporting cells on neuronal degeneration after hair cell loss. J Assoc Res Otolaryngol. 2005; 6:136-47.
31. Nadol J. Patterns of neural degeneration in the human cochlea and auditory nerve: implications for cochlear implantation. Otolaryngol Head Neck Sur. 1997; 117:220–28.
32. Nadol J, Young Y-S, Glynn, Survival of spiral ganglion cells in profound sensorineural hearing loss: implications for cochlear implantation, Ann Otol Rhinol Laryngol. 1989; 98:411-16.
33. Carnicero E, Knipper M, Tan J, Alonso MT, Schimmang T. Herpes simplex virus type 1-mediated transfer of neurotrophin-3 stimulates survival of chicken auditory sensory neurons. Neurosci Lett. 2002; 321:149–52.
34. Corwin JT. Postembryonic production and aging in inner ear hair cells in sharks. J Comp Neurol. 1981; 1; 201:541-53.
35. Popper AN, Hoxter B. Growth of a fish ear. II. Locations of newly proliferated sensory hair cells in the saccular epithelium of Astronotus ocellatus. Hear Res. 1990; 45:33-40.
36. Cotanche DA. Hair cell regeneration in the avian cochlea. Ann Otol Rhinol Laryngol Suppl. 1997; 168:9-15.
37. Cruz RM, Lambert PR, Rubel EW. Light microscopic evidence of hair

cell regeneration after gentamicin toxicity in chick cochlea. Arch Otolaryngol Head Neck Surg. 1987; 113:1058-62.

38. Corwin JT, Cotanche DA. Regeneration of sensory hair cells after acoustic trauma. Science. 1988; 24; 240:1772-4.

39. Montcouquiol M, Corwin JT. Brief treatments with forskolin enhance s-phase entry in balance epithelia from the ears of rats. J Neurosci. 2001; 21:974-82.

40. Barald KF, Kelley MW. From placode to polarization: New tunes in inner ear development. Development. 2004; 131:4119–30.

41. Torres M, Giráldez F. The development of the vertebrate inner ear. Mech Dev. 1998; 71:5-21.

42. Fekete DM, Wu DK. Revisiting cell fate specification in the inner ear. Curr Opin Neurobiol. 2002; 12:35–42.

43. Crane JF, Trainor PA. Neural crest stem and progenitor cells. Annu Rev Cell Dev Biol. 2006; 22:267–86.

44. Satoh T, Fekete DM. Clonal analysis of the relationships between mechanosensory cells and the neurons that innervate them in the chicken ear. Development. 2005; 132:1687–97.

45. Kim J, Lo L, Dormand E, Anderson DJ. SOX10 maintains multipotency and inhibits neuronal differentiation of neural crest stem cells. Neuron. 2003; 38:17–31.

46. Li H, Liu H, Heller S. Pluripotent stem cells from the adult mouse inner ear. Nat Med. 2003; 9:1293–9.

47. Hu Z, Ulfendahl M, Olivius MP. NGF stimulates extensive neurite outgrowth from implanted dorsal root ganglion neurons following transplantation into the adult rat inner ear. Neurobiol Dis. 2005; 18:184–92.

48. Hu Z, Wei D, Johansson CB, Holmstrom N, Duan M, Frisen J et al. Survival and neural differentiation of adult neural stem cells trasplanted into the mature inner ear. Exp Cell Res. 2005; 302:40–7.

49. Greenwood AL, Turner EE, Anderson DJ. Identification of dividing, determined sensory neuron precursors in the mammalian neural crest. Development. 1999; 126:3545–59.

50. Farinas I, Jones KR, Backus C, Wang XY, Reichardt LF. Severe sensory

and sympathetic deficits in mice lacking neurotrophin-3. Nature. 1994; 369:658–61.

51. Farinas I, Jones KR, Tessarollo L, Vigers AJ, Huang E, Kirstein M et al. Spatial shaping of cochlear innervation by temporally regulated neurotrophin expression. J Neurosci. 2001; 21:6170–80.
52. Huang EJ, Liu W, Fritzsch B, Bianchi LM, Reichardt LF, Xiang M. *Brn3a* is a transcriptional regulator of soma size, target field innervation and axon pathfinding of inner ear sensory neurons. Development. 2001; 128:2421–32.
53. Karis A, Pata I, van Doorninck JH, Grosveld F, de Zeeuw CI, de Caprona D et al. Transcription factor GATA-3 alters pathway selection of olivocochlear neurons and affects morphogenesis of the ear. J Comp Neurol. 2001; 429:615–30.
54. Kim WY, Fritzsch B, Serls A, Bakel LA, Huang EJ, Reichardt LF et al. NeuroD-null mice are deaf due to a severe loss of the inner ear sensory neurons during development. Development. 2001; 128:417–26.
55. Radde-Gallwitz K, Pan L, Gan L, Lin X, Segil N, Chen P. Expression of *Islet1* marks the sensory and neuronal lineages in the mammalian inner ear. J Comp Neurol. 2004; 477:412–21.
56. Fritzsch B, Pauley S, Matei V, Katz DM, Xiang M, Tessarollo L. Mutant mice reveal the molecular and cellular basis for specific sensory connections to inner ear epithelia and primary nuclei of the brain. Hear Res. 2005; 206:52–63.
57. Sobkowicz HM, Bereman B, Rose JE. Organotypic development of the organ of Corti in culture. J Neurocytol. 1975; 4:543–72.
58. Feng G, Mellor RH, Bernstein M, Keller-Peck C, Nguyen QT, Wallace M et al. Imaging neuronal subsets in transgenic mice expressing multiple spectral variants of GFP. Neuron. 2000; 28:41–51.
59. Jeon SJ, Oshima K, Heller S, Edge A. Bone marrow mesenchymal stem cells are progenitors in Vitro for inner ear hair cells. Mol Cell Neurosci. 2007; 34:59–68.
60. Herkert M, Shakhman O, Schweins E, Becker CM. Beta-bungarotoxin is a potent inducer of apoptosis in cultured rat neurons by receptor-mediated internalization. Eur J Neurosci. 2001; 14:821–28.

61. Torres M, Gomez-Pardo E, Gruss P. *Pax2* contributes to inner ear patterning and optic nerve trajectory. Development. 1996; 122:3381–91.

62. Lawoko-Kerali G, Rivolta MN, Holley M. Expression of the transcription factors *GATA3* and *Pax2* during development of the mammalian inner ear. J Comp Neurol. 2002; 442:378–91.

63. Lawoko-Kerali G, Rivolta MN, Lawlor P, Cacciabue-Rivolta DI, Langton-Hewer C, van Doorninck JH et al. *GATA3* and NeuroD distinguish auditory and vestibular neurons during development of the mammalian inner ear. Mech Dev. 2004; 121:287–99.

64. Burton Q, Cole LK, Mulheisen M, Chang W, Wu DK. The role of *Pax2* in mouse inner ear development. Dev Biol. 2004; 272:161–75.

65. Kim JH, Auerbach JM, Rodríguez-Gómez JA, Velasco I, Gavin D, Lumelsky N, Lee SH et al. Dopamine neurons derived from embryonic stem cells function in an animal model of Parkinson's disease. Nature. 2002: 418.

66. Uemura O, Okada Y, Ando H, Guedj M, Higashijima S, Shimazaki T et al. Comparative functional genomics revealed conservation and diversification of three enhancers of the isl1 gene for motor and sensory neuron-specific expression. Dev Biol. 2005; 278:587–606.

67. Djourno A, Eyries C. Prosthese auditive par excitation electrique du nerf sensorial a l'aide d'un bolinate inclus à demeure. Presse Med. 1957; 65: 1417.

68. House W. Cochlear implants, Ann Otol Rhinol Laryngol. 1976; 85 (Suppl. 27): 1-93.

69. Michelson R. The results of electrical stimulation of the cochlea in human sensory deafness. Ann Otol Rhinol Laryngol. 1971; 80: 914-9.

70. Doyle JH, Doyle JB Jr, Turnbull FM Jr. Electrical stimulation in eight cranial nerve, Arch Otolaryngol. 1964; 80: 388-92.

71. McCabe BF. Autoimmune sensorineural hearing loss. Ann Otol Rhinol Laryngol. 1979; 88: 585-9.

72. García Berrocal JR, Ramírez-Camacho R. Immune response and immunopathology of the inner ear: an update. J Laryngol Otol. 2000; 114:101-7.

73. Ramírez-Camacho R, García-Berrocal JR, Buján J, Martín-Marero A,

Trinidad A. Supporting cells as a target of cisplatin-induced inner ear damage: therapeutic implications. Laryngoscope. 2004;114:533-7.

74. Ramírez-Camacho R, García-Berrocal JR, Trinidad A, González-García JA, Verdaguer JM, Ibáñez A et al. Central role of supporting cells in cochlear homeostasis and pathology. Med Hypotheses. 2006; 67:550-5.
75. García-Berrocal JR, Nevado J, Ramírez-Camacho R, Sanz R, González-García JA, Sánchez-Rodríguez C et al. The anticancer drug cisplatin induces an intrinsic apoptotic pathway inside the inner ear. Br J Pharmacol. 2007; 152:1012-20.
76. Hinojosa R, Marion M. Histopathology of profound sensorineural deafness, Ann NY Acad Sci. 1983; 405: 495-84.
77. Nadol J. Histological considerations in implant patients, Arch Otolaryngol. 1984; 110: 160-3.
78. Ng M, Niparko JK, Nager GT. Inner ear pathology in severe to profound sensorineural hearing loss. En: Niparko JK, Kirk KI, Mellor NK, Robbons AM, Trui DL, Wilson BS, editores. Cochlear implant: Principles and Practice. Lippincott, Williams & Wilkins: Philadelphia. 2000.
79. Gantz B, McCabe BF, Tyler R. Use of multichannel cochlear implants in obstructed and obliterated cochleas. Otolaryngol Head and Neck Surg. 1988; 98: 72-81.
80. Ylikoski J, Savolainen S. The cochlear nerve in various forms of deafness. Acta Otolaryngol (Stockh). 1984; 98: 418-27.
81. Kerr A y Schuknecht H. The spiral ganglion in profound deafness, Acta Otolaryngol (Stockh). 1968; 65: 586-98.
82. Zheng JL, Gao WQ. Differential damage to auditory neurons and hair cells by ototoxins and neuroprotection by specific neurotrophins in rat cochlear organotypic cultures. Eur J Neurosci. 1996; 8:1897–905.
83. Lumelsky N, Blondel O, Laeng P, Velasco I, Ravin R, McKay R. Differentiation of embryonic stem cells to insulin-secreting structures similar to pancreatic islets. Science. 2001; 292: 1389–94.
84. Bjorklund LM, Sánchez-Pernaute R, Chung S, Andersson T, Chen IY, McNaught KS et al. Embryonic Stem Cells develop into functional dopaminergic neurons after transplantation in a Parkinson rat model.

Proc. Natl. Acad. Sci. U. S. A. 2002; 99: 2344–49.
85. Beltrami AP, Barlucchi L, Torella D, Baker M, Limana F, Chimenti S et al. Adult cardiac stem cells are multipotent and support myocardial regeneration. Cell. 2003; 114: 763–76.
86. Ding DL, Wang J, Salvi R, Henderson D, Hu BH, McFadden SL et al. Selective loss of inner hair cells and type-I ganglion neurons in carboplatin-treated chinchillas. Mechanisms of damage and protection. Ann NY Acad Sci. 1999; 884:152–70.
87. Lee JE, Nakagawa T, Kim TS, Iguchi F, Endo T, Dong Y et al. A novel model for rapid induction of apoptosis in spiral ganglions of mice. Laryngoscope. 2003; 113:994–9.
88. McFadden SL, Ding D, Jiang H, Salvi RJ. Time course of efferent fiber and spiral ganglion cell degeneration following complete hair cell loss in the chinchilla. Brain Res. 2004; 997:40–51.
89. Schmiedt RA, Okamura HO, Lang H, Schulte BA. Ouabain application to the round window of the gerbil cochlea: a model of auditory neuropathy and apoptosis. J Assoc Res Otolaryngol. 2002; 3:223–33.
90. Lang H, Schulte BA, Schmiedt RA. Ouabain induces apoptotic cell death in type I spiral ganglion neurons, but not type II neurons. J Assoc Res Otolaryngol. 2005; 6:63–74.
91. Hamada M, Kimura RS. Morphological changes induced by administration of a Na+, K+-ATPase inhibitor in normal and hydropic inner ears of the guinea pig. Acta Otolaryngol. 1999; 119:778–86.
92. Escurat M, Djabali K, Gumpel M, Gros F, Portier MM. Differential expression of two neuronal intermediate-filament proteins, peripherin and the low molecular-mass neurofilament protein (NF-L), during the development of the rat. J Neurosci. 1990; 10:764–84.
93. Lumpkin EA, Collisson T, Parab P, Omer-Abdalla A, Haeberle H, Chen P et al. *Math1*-driven GFP expression in the developing nervous system of transgenic mice. Gene Expr Patterns. 2003; 3: 389–95.
94. Schimmang T, Minichiello L, Vazquez E, San Jose I, Giraldez F, Klein R et al. Developing inner ear sensory neurons require TrkB and TrkC receptors for innervation of their peripheral targets. Development. 1995; 121:3381–91.

95. Ma Q, Anderson DJ, Fritzsch B. Neurogenin 1 null mutant ears develop fewer, morphologically normal hair cells in smaller sensory epithelia devoid of innervation. J Assoc Res Otolaryngol. 2000; 1:129–43.

96. Xiang M, Gan L, Li D, Chen ZY, Zhou L, O'Malley BW Jr et al. Essential role of POU-domain factor Brn-3c in auditory and vestibular hair cell development. Proc Natl Acad Sci USA. 1997; 94:9445–50.

97. Montecucco C, Rossetto O. How do presynaptic PLA2 neurotoxins block nerve terminals? Trends Biochem Sci. 2000; 25:266–70.

98. Shakhman O, Herkert M, Rose C, Humeny A, Becker CM. Induction by beta-bungarotoxin of apoptosis in cultured hippocampal neurons is mediated by Ca^{2+}- dependent formation of reactive oxygen species. J Neurochem. 2003; 87:598–08.

99. Kros CJ, Ruppersberg JP, Rusch A. Expression of a potassium current in inner hair cells during development of hearing in mice. Nature. 1998; 394:281–84.

100. Tseng WP, Lin-Shiau SY. Activation of NMDA receptor partly involved in beta-bungarotoxin-induced neurotoxicity in cultured primary neurons. Neurochem Int. 2003; 42:333–44.

101. Hirokawa N. Disappearance of afferent and efferent nerve terminals in the inner ear of the chick embryo after chronic treatment with beta-bungarotoxin. J Cell Biol. 1977; 73:27–46.

102. Fuchs E, Segre JA. Stem cells: A new lease on life. Cell 2000; 100: 143-55.

103. Weissman IL. Stem cells: Units of development, units of regeneration, and units in evolution. Cell. 2000; 100:157-68.

104. Odorico JS, Kaufman DS, Thomson JA. Multilineage differentiation from human embryonic stem cell lines. Stem cells. 2001; 19: 193-204.

105. Tropepe V, Coles BL, Chiasson BJ, Horsford DJ, Elia AJ, McInnes RR, et al. Retinal stem cells in the adult mammalian eye. Science 2000; 287: 2032-6.

106. Anderson D, Gage FH, Weissman IL. Can stem cells cross lineage boundaries? Nat Med. 2001; 7: 393-5.

107. Preston SL, Alison MR, Forbes SJ, Direkze NC, Poulsom R, Wright NA et al. The new stem cell biology: Something for everyone. Mol

Pathol 2003; 56: 86-96.

108. Bjornson CR, Rietze RL, Reynolds BA, Magl, MC, Vescovi AL. Turning brain into blood: a hematopoietic adopted by adult neural stem cells in vivo. Science. 1999; 283: 534–7.

109. Oshima K, Grimm CM, Corrales CE, Senn P, Martinez Monedero R, Geleoc GS et al. Differential distribution of stem cells in the auditory and vestibular organs of the inner ear. J Assoc Res Otolaryngol. 2007; 8:18–31.

110. Martinez-Monedero R, Edge AS. Stem cells for the replacement of inner ear neurons and hair cells. Int J Dev Biol. 2007;51:655-61.

111. Martinez-Monedero R, Oshima K, Heller S, Edge AS. The potential role of endogenous stem cells in regeneration of the inner ear. Hear Res. 2007 May; 227:48-52.

112. Martinez-Monedero R, Yi E, Oshima K, Glowatzki E, Edge AS. Differentiation of inner ear stem cells to functional sensory neurons. Dev Neurobiol. 2008 Apr; 68: 669-84.

113. Rask-Andersen H, Bostrom M, Gerdin B, Kinnefors A, Nyberg G, Engstrand T et al. Regeneration of human auditory nerve. In vitro/in video demonstration of neural progenitor cells in adult human and guinea pig spiral ganglion. Hear Res. 2005; 203:180–91.

114. Lopez IA, Zhao PM, Yamaguchi M, de Vellis J, Espinosa-Jeffrey A. Stem/progenitor cells in the postnatal inner ear of the GFP-nestin transgenic mouse. Int J Dev Neurosci. 2004; 22:205–13.

115. Izumikawa M, Minoda R, Kawamoto K, Abrashkin KA, Swiderski DL, Dolan DF et al. Auditory hair cell replacement and hearing improvement by Atoh1 gene therapy in deaf mammals. Nat Med. 2005; 11:271-6.

116. Nicholl AJ, Kneebone A, Davies D, Cacciabue-Rivolta DI, Rivolta MN, Coffey P et al. Differentiation of an auditory neuronal cell line suitable for cell transplantation. Eur J Neurosci. 2005; 22:343–53.

117. Heppelmann B, Emson PC. Distribution of calretinin mRNA in rat spinal cord and dorsal root ganglia: A study using non-radioactive in situ hybridization histochemistry. Brain Res. 1993; 624:312–16.

118. Boyer LA, Lee TI, Cole MF, Johnstone SE, Levine SS, Zucker JP.

Core transcriptional regulatory circuitry in human embryonic stem cells. Cell. 2005; 122:947–56.

119. Kiernan AE, Pelling AL, Leung KK, Tang AS, Bell DM, Tease C et al. Sox2 is required for sensory organ development in the mammalian inner ear. Nature. 2005; 434:1031–5.

120. Ivanova N, Dobrin R, Lu R, Kotenko I, Levorse J, DeCoste C. Dissecting self-renewal in stem cells with RNA interference. Nature. 2006; 442:533–8.

121. Lendahl U, Zimmerman LB, McKay RD. CNS stem cells express a new class of intermediate filament protein. Cell. 1990; 60:585–95.

122. Fritzsch B, Farinas I, Reichardt LF. Lack of neurotrophin 3 causes losses of both classes of spiral ganglion neurons in the cochlea in a region-specific fashion. J Neurosci. 1997; 17:6213–25.

123. Fritzsch B, Beisel KW, Hansen LA. The molecular basis of neurosensory cell formation in ear development: A blueprint for hair cell and sensory neuron regeneration? Bioessays. 2006; 28:1181–93.

124. Fritzsch B, Matei VA, Nichols DH, Bermingham N, Jones K, Beisel KW et al. Atoh1 null mice show directed afferent fiber growth to undifferentiated ear sensory epithelia followed by incomplete fiber retention. Dev Dyn. 2005; 233:570–83.

125. Li XJ, Du ZW, Zarnowska ED, Pankratz M, Hansen LO, Pearce RA et al. Specification of motoneurons from human embryonic stem cells. Nat Biotechnol. 2005; 23:215–21.

126. Schwarz M, Cecconi F, Bernier G, Andrejewski N, Kammandel B, Wagner M et al. Spatial specification of mammalian eye territories by reciprocal transcriptional repression of *Pax2* and *Pax6*. Development. 2000; 127:4325–34.

127. Wurst W, Auerbach AB, Joyner AL. Multiple developmental defects in Engrailed-1 mutant mice: An early mid-hindbrain deletion and patterning defects in forelimbs and sternum. Development. 1994; 120:2065–75.

128. Kozmik Z, Daube M, Frei E, Norman B, Kos L, Dishaw LJ et al. Role of Pax genes in eye evolution: A cnidarian PaxB gene uniting *Pax2* and *Pax6* functions. Dev Cell. 2003; 5:773–85.

129. Wagner E, Luo T, Drager UC. Retinoic acid synthesis in the postnatal mouse brain marks distinct developmental stages and functional systems. Cereb Cortex. 2002; 12:1244–53.

130. Romand R, Kondo T, Fraulob V, Petkovich M, Dolle P, Hashino E. Dynamic expression of retinoic acid synthesizing and metabolizing enzymes in the developing mouse inner ear. J Comp Neurol. 2006; 496:643–54.

131. Niederreither K, Vermot J, Schuhbaur B, Chambon P, Dolle P. Retinoic acid synthesis and hindbrain patterning in the mouse embryo. Development. 2000; 127:75–85.

132. Thompson DL, Gerlach-Bank LM, Barald KF, Koenig RJ. Retinoic acid repression of bone morphogenetic protein 4 in inner ear development. Mol Cell Biol. 2003; 23:2277–86.

133. Kondo T, Johnson SA, Yoder MC, Romand R, Hashino E. Sonic hedgehog and retinoic acid synergistically promote sensory fate specification from bone marrowderived pluripotent stem cells. Proc Natl Acad Sci USA. 2005; 102:4789–94.

134. Ray J, Gage FH. Differential properties of adult rat and mouse brain-derived neural stem/progenitor cells. Mol Cell Neurosci. 2006; 31:560–73.

135. Yamamoto S, Nagao M, Sugimori M, Kosako H, Nakatomi H, Yamamoto N et al. Transcription factor expression and Notch-dependent regulation of neural progenitors in the adult rat spinal cord. J Neurosci. 2001; 21:9814–23.

136. Brejot T, Blanchard S, Hocquemiller M, Haase G, Liu S, Nosjean A et al. Forced expression of the motor neuron determinant HB9 in neural stem cells affects neurogenesis. Exp Neurol. 2006; 198:167–82.

137. Mo ZL, Davis RL. Heterogeneous voltage dependence of inward rectifier currents in spiral ganglion neurons. J Neurophysiol. 1997; 78:3019–27.

138. Chabbert C, Chambard JM, Sans A, Desmadryl G. Three types of depolarization-activated potassium currents in acutely isolated mouse vestibular neurons. J Neurophysiol. 2001; 85:1017–26.

139. Mo ZL, Adamson CL, Davis RL. Dendrotoxinsensitive K^+ currents

contribute to accommodation in murine spiral ganglion neurons. J Physiol. 2002; 542:763–78.

140. Risner JR, Holt JR. Heterogeneous potassium conductances contribute to the diverse firing properties of postnatal mouse vestibular ganglion neurons. J Neurophysiol. 2006; 96:2364–76.

141. Adamson CL, Reid MA, Mo ZL, Bowne-English J, Davis RL. Firing features and potassium channel content of murine spiral ganglion neurons vary with cochlear location. J Comp Neurol. 2002; 447:331–50.

142. Martinez-Monedero R, Corrales CE, Cuajungco MP, Heller S, Edge AS. Reinnervation of hair cells by auditory neurons after selective removal of spiral ganglion neurons. J Neurobiol. 2006; 66:319–31.

143. Scarfone E, Dememes D, Sans A. Synapsin I and Synaptophysin expression during ontogenesis of the mouse peripheral vestibular system. J Neurosci. 1991; 11:1173–81.

144. Goslin K, Banker G. Experimental observations on the development of polarity by hippocampal neurons in culture. J Cell Biol. 1989; 108:1507–16.

145. Jiang H, Guo W, Liang X, Rao Y. Both the establishment and the maintenance of neuronal polarity require active mechanisms: critical roles of GSK-3beta and its upstream regulators. Cell. 2005; 120:123–35.

146. Schwamborn JC, Puschel AW. The sequential activity of the GTPases Rap1B and Cdc42 determines neuronal polarity. Nat Neurosci. 2004; 7:923–9.

147. Song HJ, Stevens CF, Gage FH. Neural stem cells from adult hippocampus develop essential properties of functional CNS neurons. Nat Neurosci. 2002; 5:438–45.

148. Englund U, Bjorklund A, Wictorin K, Lindvall O, Kokaia M. Grafted neural stem cells develop into functional pyramidal neurons and integrate into host cortical circuitry. Proc Natl Acad Sci USA. 2002; 99:17089–94.

149. Berglund AM, Ryugo DK. Hair cell innervation by spiral ganglion neurons in the mouse. J Comp Neurol. 1987; 255:560–7.

150. Li H, Liu H, Sage C, Huang M, Chen ZY, Heller S. Islet-1 expression in the developing chicken inner ear. J Comp Neurol. 2004;

477:1–10.

151. Ma W, Fitzgerald W, Liu QY, O'shaughnessy TJ, Maric D, Lin HJ et al. CNS stem and progenitor cell differentiation into functional neuronal circuits in three-dimensional collagen gels. Exp Neurol. 2004; 190:276–88.

152. Shi F, Corrales CE, Liberman MC, Edge AS. BMP4 induction of sensory neurons from human embryonic stem cells and reinnervation of sensory epithelium. Eur J Neurosci. 2007; 26:3016–23.

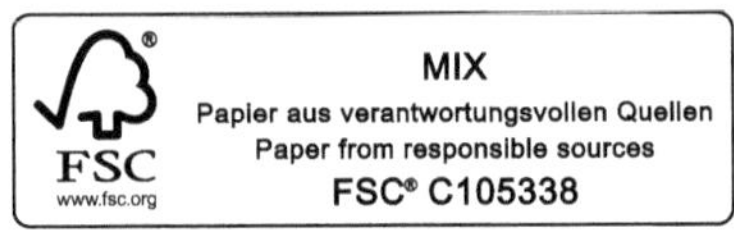

Printed by Books on Demand GmbH, Norderstedt / Germany